陪 伴 女 性 终 身 成 长

惊人的蔬菜汤②

[日] 前田浩　著

安忆　译

天津出版传媒集团

天津科学技术出版社

天津市版权登记号：图字 02-2022-004 号

图书在版编目（CIP）数据

　　惊人的蔬菜汤 . 2 / （日）前田浩著；安忆译 . --
天津：天津科学技术出版社，2023.4(2024.4 重印)

　　ISBN 978-7-5742-0884-1

　　Ⅰ . ①惊… Ⅱ . ①前… ②安… Ⅲ . ①癌—食物疗法
—汤菜—菜谱 Ⅳ . ① R730.59 ② TS972.161

　　中国国家版本馆 CIP 数据核字 (2023) 第 037173 号

惊人的蔬菜汤 2

JINGREN DE SHUCAI TANG 2

责任编辑：张建锋

责任印制：兰　毅

出　　版：天津出版传媒集团
　　　　　天津科学技术出版社

地　　址：天津市西康路 35 号

邮　　编：300051

电　　话：(022)23332400

网　　址：www.tjkjcbs.com.cn

发　　行：新华书店经销

印　　刷：天津联城印刷有限公司

开本 710×1 000　1/16　印张 13　字数 115 000

2024 年 4 月第 1 版第 2 次印刷

定价：58.00 元

前言

 希望读者的宝贵经验能为更多的人带来帮助

我之前出版的关于蔬菜汤的图书，甫一上市就受到了众多读者的欢迎，其中《惊人的蔬菜汤》收获的反响之巨大，令我十分吃惊。

自己的书成为畅销书当然让人高兴，可最令我感动的是读者们自发寄来的信件。非常多的读者朋友在信件中反馈，喝了蔬菜汤后，身体状况得到了改善。除此之外，信件中还不乏欣喜与感谢的话语。

"便秘得到了改善""身体疲劳与腿脚无力的情况也减少了""皮肤变得有光泽了，妆容更服帖了""视野变得更明亮了""减肥成功了"，更有读者表示"人称'国民病'的糖尿病的检查数值也恢复正常了""化疗的副作用大大缓解，能享受日常生活了"……这样的反馈不胜枚举。

更让我吃惊的是，读者朋友们不仅自己读，还会多买几本作为礼物，推荐给父母、朋友甚至孙辈阅读。作为作者，我感到无比开心与荣幸。

编辑部收到的读者来信至今已有近千封。编辑老师将这些信件转交给我时，我就暗下决心，每一封我都要认认真真地看，真诚地对待读者朋友们的喜爱与信任。

在阅读来信的过程中，我不由地想，如此宝贵的经验之谈，若就此埋没而不能公之于众，实在是太可惜了。如果能得到来信读者的同意，是否能将这些信件中的实践经验公开发表以帮助更多的人呢？让更多的人了解喝蔬菜汤的益处，不仅有助于身体健康、延年益寿，还能减少医疗费用的支出，对自己、对国家都是一件好事。

我向编辑部提出了上述设想，得到了大家的一致认可。于是就有了您手上正在阅读的这本书。因为篇幅有限，本书只选取了40位读者的实践经验，但他们代表了成千上万的读者，而在这些读者的背后，还有更多的亲朋好友。

我相信，看完本书，您一定会有所收获。

☕ 养成喝蔬菜汤的习惯后，人生翻开了新篇章

在看读者来信时，我不仅看到了他们身体变健康的好消

息，还发现了更让人惊喜的反馈——养成每天喝蔬菜汤的习惯后，他们的心态变得更乐观，精神生活也变得更丰富了。

· 慢炖蔬菜汤的时候，心情很愉快！
· 一次吃到各种蔬菜真开心！
· 以前不知道蔬菜原本的味道会如此清甜！
· 蔬菜汤改善了身体，心情也变得轻松了。
· 摄入充足的蔬菜让人感到开心，一日三餐变得让人期待！
· 疫情肆虐之下，通过做蔬菜汤找回了身体和生活的节奏。
· 蔬菜汤是最棒的简单料理，还特别好吃！
· 不爱吃蔬菜，而且患有过敏症的孙子也爱喝。
· 年迈的母亲爱上了喝蔬菜浓汤，太让人高兴了！
· 想到可以做成蔬菜汤，家庭小菜园中的蔬菜长势都变得更好了！

诸如前文，几乎每一位读者在来信中都提到了制作蔬菜汤的乐趣与品尝蔬菜汤的喜悦。

☕ 蔬菜汤中的植化素是有效成分丰富的"超合金[1]"

将蔬菜做成汤的优点是，经过短暂的加热，蔬菜的细胞壁会破裂，其中的有效成分溶入汤中。

我重点关注的蔬菜所含有效成分，不是维生素或矿物质，而是各种各样的抗氧化物质。抗氧化物质是能防止氧化造成细胞衰老与遗传因子受损的物质。其中的代表就是"植物化学物质[2]"，也叫作"植化素"。

植化素是植物生成的天然化学物质，据说多达1万多种。

各种蔬菜中分别含有不同的多种植化素。

金属制品中，相较于成分单一的纯铝，加入铜、锰、镁、铁与有机硅的硬铝合金强度更高，还具有防锈能力（防腐蚀性），利用价值远超纯铝。

在制作蔬菜汤时，我推荐使用多种蔬菜，也是出于类似的原因。用多种蔬菜煮成汤，不同的植化素会综合而多方面地发挥作用，增强效果。

蔬菜汤如同一块含有多种有效成分的"超合金"。它没有成分单一的医药制剂那样的副作用，而且对改善各种健康问题都有效果。

1　超合金：即高温合金，是一种具有优异的高温强度、抗氧化能力、抗腐蚀能力的金属材料。

2　植物化学物质：是植物为了抵抗紫外线和微生物等外界伤害而产生的物质，是构成植物颜色、香气、苦味的主要成分，具有抗氧化作用。

☕ 加热做成蔬菜汤比生食蔬菜更能提高免疫力

相较于生蔬菜，我更推荐蔬菜汤的另一个重要原因是，蔬菜汤更能提高免疫力。

蔬菜经过加热后，其中的可溶性膳食纤维会大量溶入汤中。膳食纤维能促进肠道菌群中益生菌的增殖，经肠道吸收后还能激活白细胞。而肠道菌群的改善与白细胞的激活有助于增强免疫力。摄入生蔬菜很难获得这样的功效。

蔬菜汤的烹饪形式不限，清汤、味噌汤、砂锅菜都可以。经过加热，细胞壁破裂，蔬菜中的有效成分溶入汤中。如此一来，人体吸收的效率大大提升，能大量摄入有效成分。

希望大家按照自己的喜好进行调味，长期坚持喝蔬菜汤。祝愿更多的朋友能获益于蔬菜汤，过上健康的年轻态生活。

为什么蔬菜汤如此强效
——原因看这里

保健功效

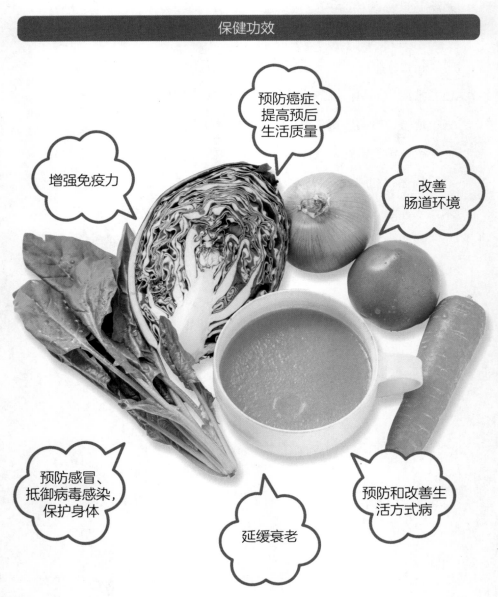

预防癌症、提高预后生活质量

增强免疫力

改善肠道环境

预防感冒、抵御病毒感染，保护身体

延缓衰老

预防和改善生活方式病

做法超简单，轻轻松松每天喝！
一次吃到大量蔬菜

蔬菜汤的制作简单得令人吃惊，不会带来任何负担。
同时，喝蔬菜汤能一次大量摄入多种蔬菜——
这正是许多朋友能够长期坚持的原因。

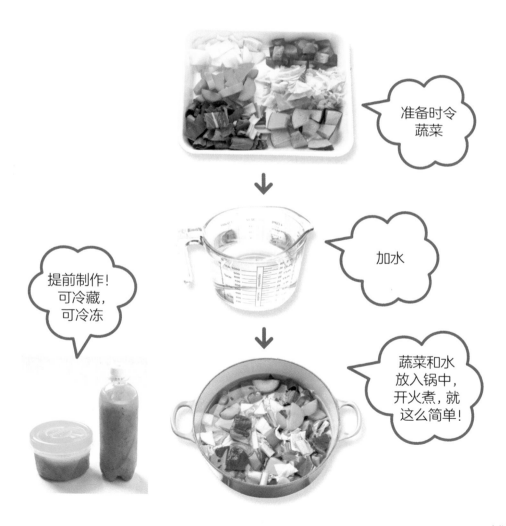

准备时令
蔬菜

加水

提前制作！
可冷藏，
可冷冻

蔬菜和水
放入锅中，
开火煮，就
这么简单！

做成蔬菜汤, 有效成分大量释放!
其抗氧化能力比沙拉强10~100倍

蔬菜的有效成分
需要加热破坏蔬菜的细胞壁才能释放, 否则难以被人体吸收

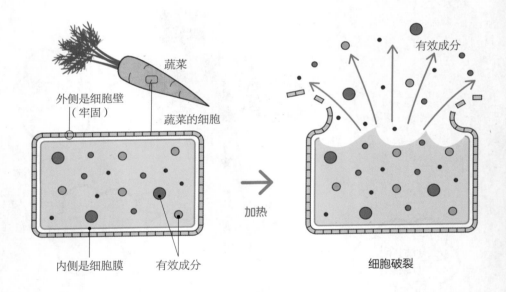

植物细胞的最外层是结构坚固的细胞壁, 无法靠咀嚼破坏。
不过, 只需在95~100℃的热水中煮约5分钟, 细胞壁就会破裂,
细胞内超过80%的成分会溶入水中。
蔬菜经加热煮成汤, 人体对有效成分的吸收效率会大大提高。

简单快手，回味无穷
这才是蔬菜最棒的吃法！

烹饪简单，能一次吃到大量蔬菜，还能收获满满的植化素。

蔬菜汤风味柔和，能品尝到蔬菜本身的甘甜与鲜美。

虽然不算名贵的菜肴，但简单、有效正是蔬菜汤的优点与精髓。

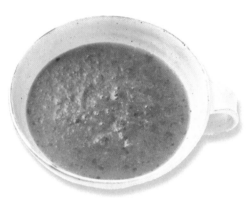

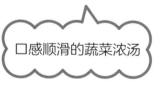

口感顺滑的蔬菜浓汤

大口喝的汤，老少咸宜

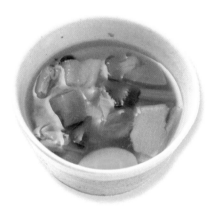

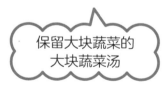

保留大块蔬菜的
大块蔬菜汤

大口吃的汤，尽享蔬菜美味

目录

第 1 章

备菜、炖煮、调味与保存
蔬菜汤的基础做法

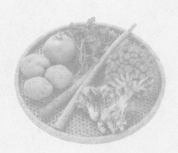

第 2 章

超简单，超有效
蔬菜汤进阶食谱

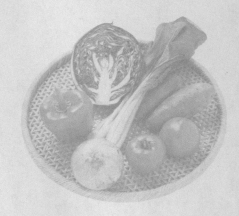

第 3 章

实践者的证言：
蔬菜汤的惊人效果

蔬菜汤的功效因人而异，但许多人都感受到了效果，特别推荐给想要日常保健的人......38

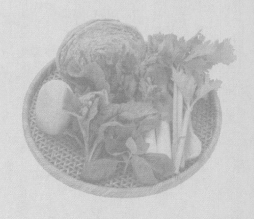

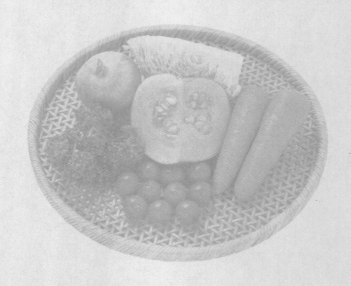

第 **1** 章

备菜、炖煮、调味与保存
蔬菜汤的基础做法

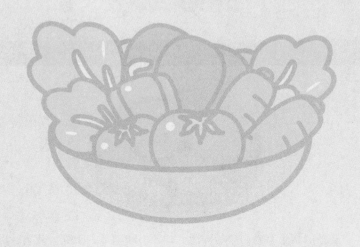

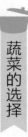

选择5~6种或更多的蔬菜

选择多种蔬菜,能均衡摄入不同的抗氧化物质,让保健效果加倍。
不妨多选用时令蔬菜,以 6~8 种最为理想。

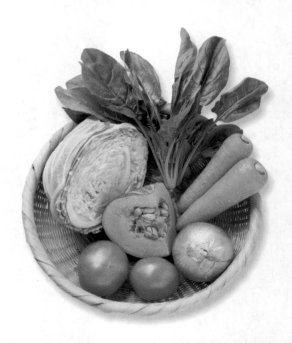

必备蔬菜

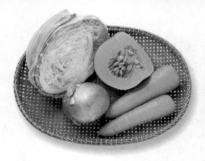

　　必备的蔬菜有卷心菜、洋葱、胡萝卜和南瓜,土豆、菠菜、白菜
等建议在家中常备。

深绿色蔬菜必不可少

深绿色蔬菜的抗氧化能力特别强，
如菠菜、西蓝花、小松菜、茼蒿、帝王菜、紫苏、艾蒿等。

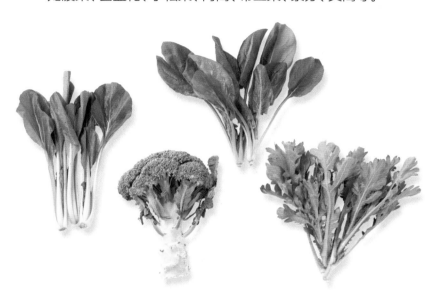

添加的水量大约为蔬菜的3倍	切剩下的蔬菜边角料也用起来

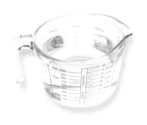

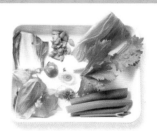

蔬菜与水的比例以1∶3为宜。例如300 g蔬菜添加900 ml水。也可以按照喜好调整水量。

蔬菜的皮、茎、根部也富含抗氧化物质，不要扔掉，要充分利用。既能做成蔬菜汤，还能减少蔬菜厨余垃圾。

食材

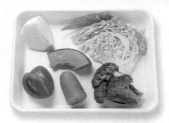

做好后约 800~900 ml。
洋葱、胡萝卜、卷心菜、番茄、
南瓜、西蓝花……共约300 g
将蔬菜清洗干净。
水……900 ml
*胡萝卜带叶更佳。

制作方法

1 切好蔬菜

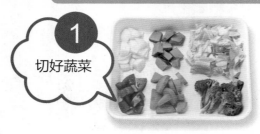

洋葱去皮切成适口小块。
胡萝卜带皮切成适口大小。
卷心菜、番茄切成适口大小。
南瓜去籽,带皮切成适口大小。
西蓝花分成小朵。茎部去厚皮,切成
适口大小。

2 加水炖煮

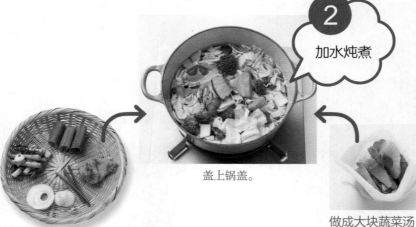

盖上锅盖。

做成蔬菜浓汤
最后不保留蔬菜形状,可
直接将边角料放入锅中
一起煮。

做成大块蔬菜汤
为避免成品卖相不
佳,将蔬菜的边角
料放入无纺布袋中
一起煮。

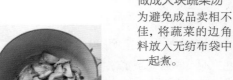

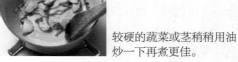

较硬的蔬菜或茎稍用油
炒一下再煮更佳。

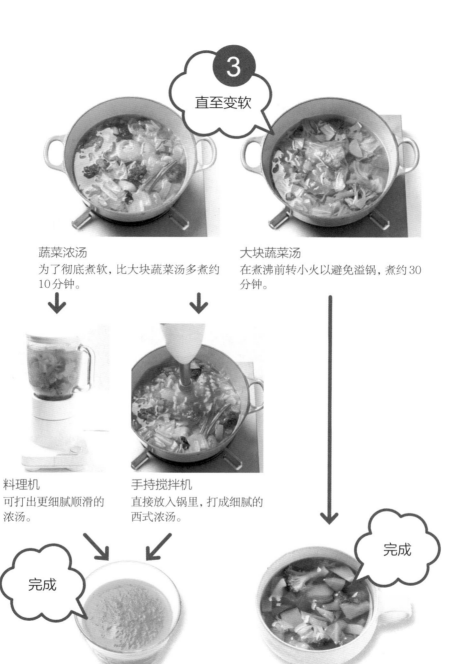

3

直至变软

蔬菜浓汤
为了彻底煮软，比大块蔬菜汤多煮约10分钟。

大块蔬菜汤
在煮沸前转小火以避免溢锅，煮约30分钟。

料理机
可打出更细腻顺滑的浓汤。

手持搅拌机
直接放入锅里，打成细腻的西式浓汤。

完成

完成

蔬菜浓汤
虽然增加搅打的步骤，但不保留蔬菜形状，在蔬菜的选择和准备上更轻松。

大块蔬菜汤
这是一道可以大口吃菜的汤。可随意加入肉类，轻松变身多款美味。

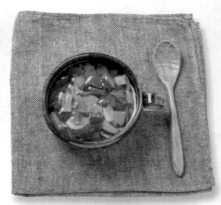

基础吃法

大块蔬菜汤

保留蔬菜的形状，可以细细品味不同蔬菜的风味。不妨先喝汤再吃菜，更加美味。

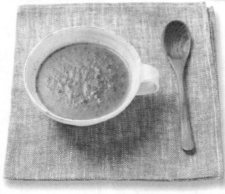

蔬菜浓汤

顺滑适口的浓汤，好像一下子就滑入胃里了。

吃法

可依据个人喜好与身体情况选择"大块蔬菜汤"或"蔬菜浓汤"。
前田家会做成蔬菜浓汤，在早餐时享用。
→ 参考第 36 页

进食次数与分量

建议每天食用 1~2 次。
每次享用 250~300 ml。

适用于护理餐，讨厌蔬菜的孩子也喜欢

适口性极佳的蔬菜浓汤非常适合作为护理餐，
给咬合力差或吞咽能力弱的人喝。
→ 参考第 22 页

蔬菜浓汤看不出蔬菜的形状，推荐让讨厌蔬菜的孩子尝试。
→ 参考第 24 页

长期坚持的诀窍是提前制作

能够提前制作是蔬菜汤的一大优点。
无须每天制作，减轻负担，有助于养成习惯。
我家也是3天做1次，然后保存起来。

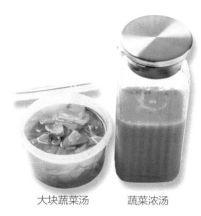
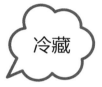

冷藏

冷藏可保存2~3天。夏季需要特别
留意，必须放入冷藏室中保存。
如果希望存放更久，则需分装后再
冷冻。

大块蔬菜汤　　蔬菜浓汤

冷冻

如需长期保存，请放在冷冻
室中（2~3周）。先分成小份
再冷冻，解冻食用时会更加
方便。还可以倒入冰格中冷
冻保存。

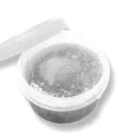
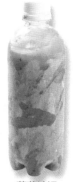

大块蔬菜汤

蔬菜浓汤

冷冻时可加入维生素C

提前制作后长期存放会让风味流失。如果想长期存放在冰箱的
冷冻室，就在蔬菜汤中放1~2小勺（掏耳勺大小）的维生素C。维生
素C有抗氧化作用和抗菌作用，能做抗氧化剂和防腐剂，而且即使
加到蔬菜汤里，也不会改变味道。

调味

基本不调味。
汤中有蔬菜的甘甜与鲜美,直接喝就十分美味。

感觉味道太淡或想在味道上做出变化时

可加入少量调料调味。

味噌
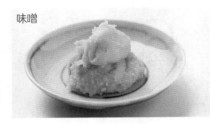

梅干
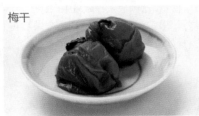

咖喱粉
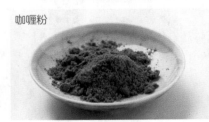

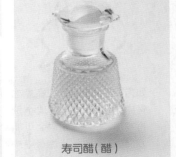
酱油

寿司醋(醋)

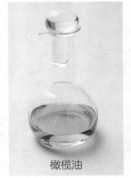
橄榄油

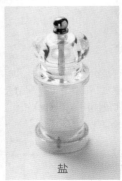
盐

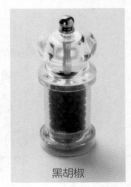
黑胡椒

8

高汤

蔬菜汤的汤头是含有蔬菜鲜味成分的"蔬菜高汤",
如果觉得味道不够,可自行与其他"高汤"进行组合搭配。
这样一来不仅风味十足,更加醇厚,营养也更加均衡。

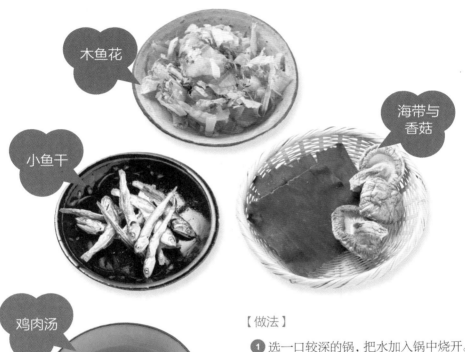

木鱼花

海带与
香菇

小鱼干

鸡肉汤

【做法】

① 选一口较深的锅,把水加入锅中烧开。

② 将整块鸡胸肉放进开水里煮,直至鸡胸肉熟透。

③ 将厨房纸盖在煮好的鸡肉汤上,然后盖上锅盖并关火,让汤自然冷却。

④ 放凉之后拿出鸡肉,用厨房纸过滤一下汤汁,清淡的鸡肉汤就做好了。

⑤ 在制作蔬菜汤的时候把鸡肉汤加进去。

* 为了充分加热鸡胸肉,水量一定要没过鸡胸肉,煮的时候一定要盖上锅盖。

* 鸡胸肉是蔬菜汤的点缀,可以蘸柚子醋或芥末酱油吃。

【食材】

鸡胸肉······ 1块(200~250 g)

水·········· 约1200 ml（水量没过鸡胸肉）

*鸡翅根或其他带骨肉类煮约30分钟,做出的汤富含胶原蛋白。

9

用橄榄油翻炒后再煮，
风味醇厚，营养也更易吸收

　　用水煮之前，用橄榄油稍加翻炒，会让成品风味更醇厚鲜美。选用较硬的蔬菜或茎部时，炒制有助于蔬菜在短时间内煮软。

　　另外，胡萝卜和菠菜等富含脂溶性维生素与植化素的蔬菜，用油翻炒后能提高营养成分的吸收率。

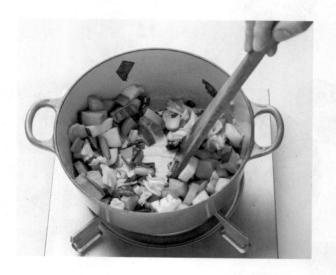

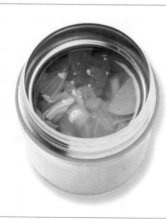

装入保温杯，
来一份蔬菜汤午餐

午餐也可以尝试蔬菜汤。
装入保温杯，就能在办公室或学校里
享用温暖的蔬菜汤了。

10

第 2 章

超简单，超有效
蔬菜汤进阶食谱

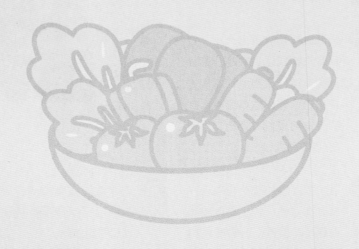

红色蔬菜汤

番茄、紫甘蓝、红彩椒、红薯

【食材】做好后约 800~900 ml

洋葱、番茄、紫甘蓝、
红彩椒、红薯、小松菜
.... 共 200 g
水 .... 900 ml

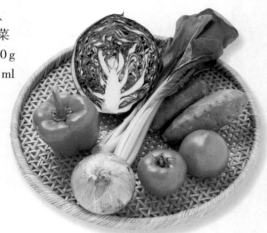

【制作方法】

1　将蔬菜清洗干净。

2　洋葱去皮切成适口大小。番
　　茄带皮切成适口大小。紫甘
　　蓝切成适口大小。红彩椒去
　　蒂去籽，切成适口大小。红
　　薯带皮切成适口大小。小松
　　菜切成适口大小。

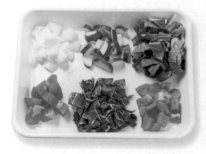

3　锅中加入 2 的蔬菜与水后开
　　火。在煮沸前转小火以避免
　　溢锅，然后盖上锅盖再煮30
　　分钟，直至蔬菜变软。

4　如果要做蔬菜浓汤，可等
　　晾凉后用手持搅拌机或料
　　理机打至顺滑。

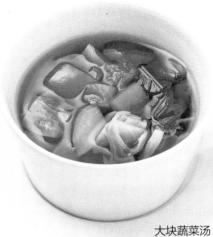

大块蔬菜汤

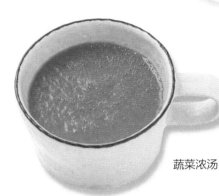

蔬菜浓汤

完成

小贴士

　　蔬菜的色素成分是植化素。这种成分具有提高人体抗氧化能力与免疫力的重要功效。搭配不同颜色的蔬菜，可提高植化素的叠加效果。红色蔬菜汤中的红色与紫色是一种名为类胡萝卜素的色素。类胡萝卜素多达600多种，其中番茄中含有的番茄红素的抗氧化能力尤其出众。菠菜中的叶黄素（也是一种类胡萝卜素）则具有更为强劲的抗氧化能力。

13

白色蔬菜汤
芜菁、花椰菜、白菜

【食材】做好后约 800~900 ml

芜菁、芜菁叶、花椰菜、
白菜、洋葱、金针菇、
莲藕、苏子叶

.... 共 300 g

水 .... 900 ml

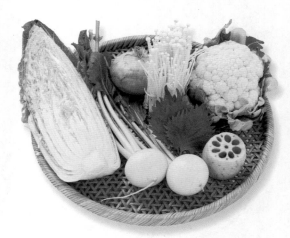

【制作方法】

1　将蔬菜清洗干净。

2　芜菁带皮切成适口大小。花
　椰菜分成小朵。白菜切成适
　口大小。洋葱去皮切成适口
　大小。金针菇切成2~3 cm的
　小段。莲藕切适口小薄片。
　芜菁叶和苏子叶切碎。

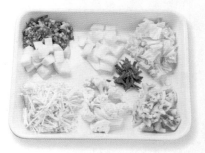

3　锅中加入❷的蔬菜与水后开
　火。在煮沸前转小火以避免
　溢锅，然后盖上锅盖再煮30
　分钟，直至蔬菜变软。

4　如果要做蔬菜浓汤，可等
　晾凉后用手持搅拌机或料
　理机打至顺滑。

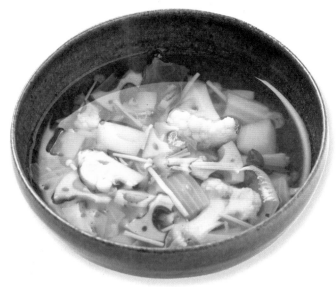

大块蔬菜汤

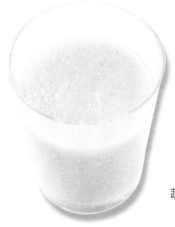

蔬菜浓汤

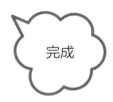

完成

这是以白色蔬菜为主的一道汤。芜菁、白菜与花椰菜中含有一种名为异硫氰酸烯丙酯的植化素，具有预防血栓的功效。芜菁除了块根，菜叶也请一并放入锅中。植物受到的太阳光照射越强，其消除活性氧的能力就越强。因此，相较于块根，芜菁、莲藕与胡萝卜的菜叶具有更强的抗氧化能力。

绿色蔬菜汤
茼蒿、油菜花叶、卷心菜、罗勒、大葱、芹菜

【食材】做好后约 800~900 ml

茼蒿、油菜花叶、卷心菜、
白萝卜、大葱、芹菜、
罗勒 ················· 共 300 g
水 ························· 900 ml

*加入洋葱更佳。洋葱可作为
必用食材。

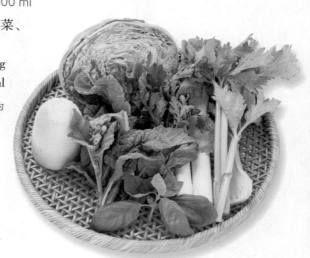

【制作方法】

1 将蔬菜清洗干净。

2 茼蒿、油菜花叶切成适口大
小。卷心菜、白萝卜带皮切
成适口大小。大葱切成薄
片。芹菜去筋切成薄片。

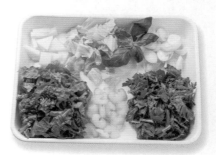

3 锅中加入 ❷ 的蔬菜与水后开
火。在煮沸前转小火以避免
溢锅，然后盖上锅盖再煮30
分钟，直至蔬菜变软。

4 如果要做蔬菜浓汤，可等
晾凉后用手持搅拌机或料
理机打至顺滑。

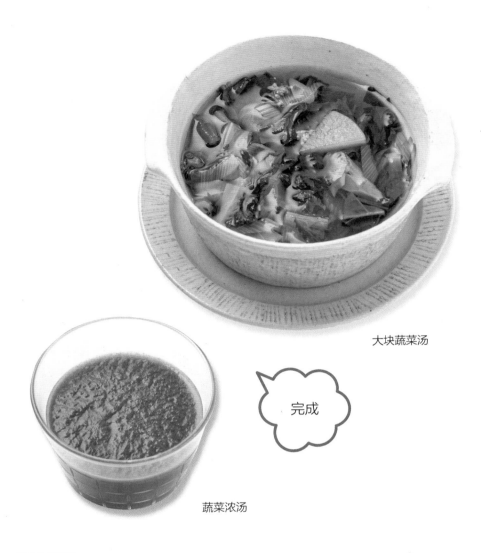

大块蔬菜汤

完成

蔬菜浓汤

小贴士

　　绿色蔬菜的抗氧化能力非常优秀。我所带领的团队的实验证明，在深绿色蔬菜的汤中加入活性氧后，活性氧会被快速清除。叶绿素不仅能抑制遗传因子受损，还能防止细胞癌变。叶片层层包裹的卷心菜与白菜等蔬菜，越靠外侧的叶片受阳光照射越多，抗氧化能力也越强。深绿色蔬菜中，菠菜的叶黄素含量尤为丰富，抗氧化功效十分突出。

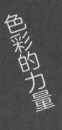

棕色蔬菜汤

土豆、牛蒡、洋葱、灰树花、蟹味菇

【食材】做好后约 800~900 ml

土豆、牛蒡、洋葱、蟹味菇、
灰树花、西洋菜
.... 共 300 g
水 .... 900 ml

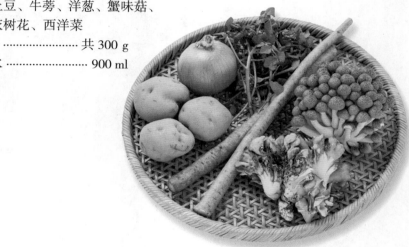

【制作方法】

1 将蔬菜清洗干净。

2 土豆带皮切成适口大小。牛
蒡削成小片。洋葱切成适口
大小。蟹味菇去根后分开。
灰树花去蒂切成适口大小，
西洋菜切成2~3 cm的小段。

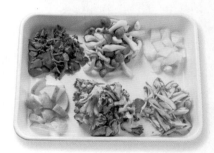

3 锅中加入 ❷ 的蔬菜与水后开
火。在煮沸前转小火以避免
溢锅，然后盖上锅盖再煮30
分钟，直至蔬菜变软。

4 如果要做蔬菜浓汤，可等
晾凉后用手持搅拌机或料
理机打至顺滑。

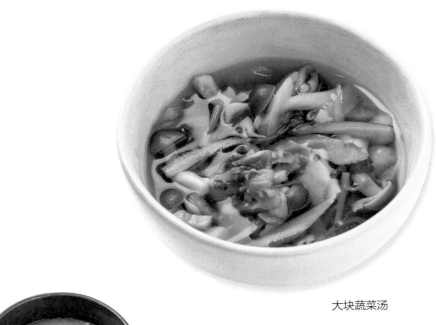

大块蔬菜汤

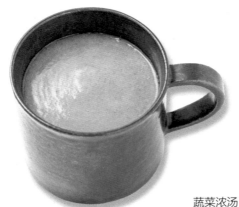

蔬菜浓汤

完成

小贴士

　　这是以棕色蔬菜和菌菇为主料的一道汤。牛蒡与土豆切开后放置一段时间，切面氧化后会变为棕色。像这类会变色的根茎类蔬菜都有很强的抗氧化能力。牛蒡富含膳食纤维，而土豆则含有大量的维生素C，且加热后也不易流失，都会溶入汤中。菌菇类富含能提高免疫力的β-葡聚糖，经实验证实具有预防癌症的功效。

橙色蔬菜汤
胡萝卜、南瓜

【食材】做好后约 800~900 ml

胡萝卜、南瓜、洋葱、
卷心菜、小番茄、欧芹
·················· 共 300 g
水 ···················· 900 ml

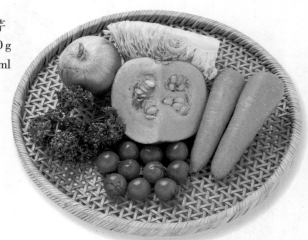

【制作方法】

1 将蔬菜清洗干净。

2 胡萝卜带皮切成适口大小。
南瓜去籽后带皮切成适口大
小。洋葱去皮切成适口大
小。卷心菜切成适口大小。
小番茄去蒂对半切开。欧芹
撕碎。

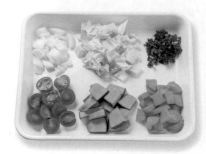

3 锅中加入❷的蔬菜与水后开
火。在煮沸前转小火以避免
溢锅，然后盖上锅盖再煮30
分钟，直至蔬菜变软。

4 如果要做蔬菜浓汤，可等
晾凉后用手持搅拌机或料
理机打至顺滑。

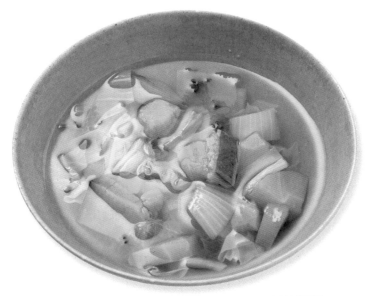

大块蔬菜汤

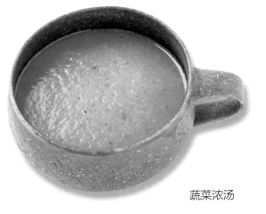

蔬菜浓汤

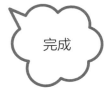

完成

小贴士

　　胡萝卜与南瓜的橙色与黄色色素是β-胡萝卜素（类胡萝卜素之一）。胡萝卜素对紫外线生成的活性氧有着非常强的抗氧化能力，可用于预防白内障和皮肤癌。胡萝卜是最具代表性的富含β-胡萝卜素的蔬菜。β-胡萝卜素与油脂一起摄入能提高吸收效率，不妨先炒再煮，效果更佳。还可在享用时淋入橄榄油。

21

因病或高龄无法进食的
体弱者的护理餐

对于由疾病或高龄导致食量减小或难以进食的体弱者，
蔬菜汤是非常合适的护理餐。
蔬菜汤容易入口又富含营养，还不会给肠胃带来负担，
可谓是能够帮助维持和恢复体力的"食疗汤"。
而且蔬菜汤可以提前制作，
还能帮助负责护理病患的家人减轻负担。
为防止营养不良，可在蔬菜汤中加入鸡肉汤，让营养更加丰富。

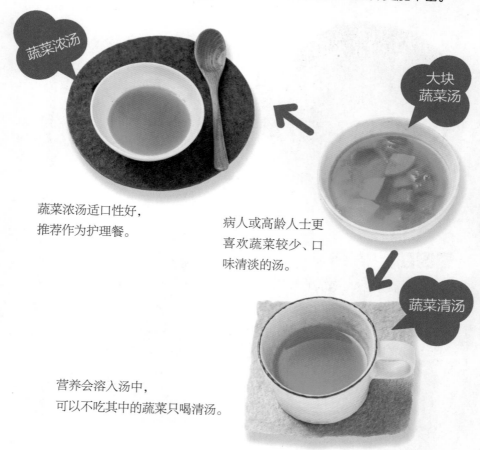

蔬菜浓汤

大块
蔬菜汤

蔬菜浓汤适口性好，
推荐作为护理餐。

病人或高龄人士更
喜欢蔬菜较少、口
味清淡的汤。

蔬菜清汤

营养会溶入汤中，
可以不吃其中的蔬菜只喝清汤。

做护理餐的蔬菜应避免选用膳食纤维较多的蔬菜，
推荐使用胡萝卜、南瓜等不会给肠胃带来负担的蔬菜。
煮前用油稍稍翻炒，蔬菜会更软，
脂溶性植化素的吸收效率也会提高。
另外，为了防噎，请去除蔬菜外皮。

番茄去皮并去籽

用油炒制，大幅提高吸收效率

浓汤用茶滤过筛，更加细腻顺滑

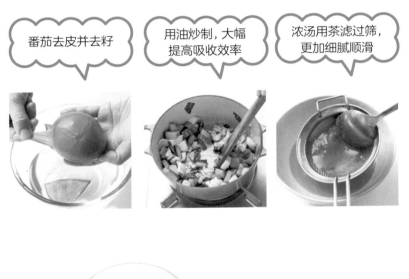

鸡肉汤

豆奶

牛奶

如需增强体力，可添加牛奶、豆奶或鸡肉汤等

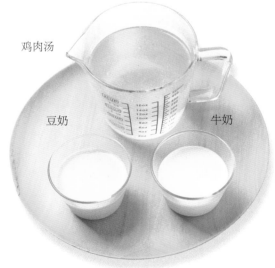

*也可选用市售的无添加西式鸡肉汤等。

让讨厌蔬菜的孩子
试试蔬菜浓汤吧

有许多读者反馈，讨厌蔬菜的孩子也爱喝蔬菜浓汤。
蔬菜浓汤看不到蔬菜的形状，根据孩子的喜好进行调味，
有可能减弱孩子对蔬菜的抵触情绪。
加入一些水果也是个好办法。

很多孩子讨厌蔬菜的原因在
于蔬菜的外观与口感

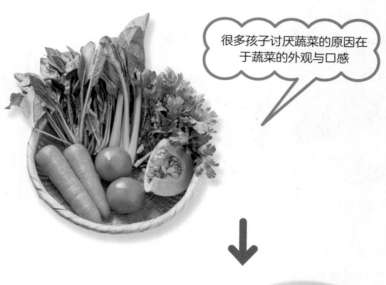

做成蔬菜浓汤，再点缀以香
肠等孩子喜欢的食材，说不
定喝完还想再来一碗哦！

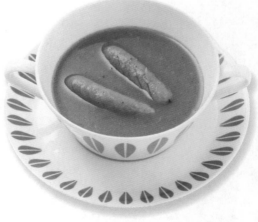

24

深受孩子喜爱的味道

就算做成了蔬菜浓汤，如果不调味，不少孩子仍可能会拒绝入口。
不妨在汤中加入一些高汤料、胡椒盐，或是加入水果进行调味，
会让蔬菜浓汤的适口性更好。

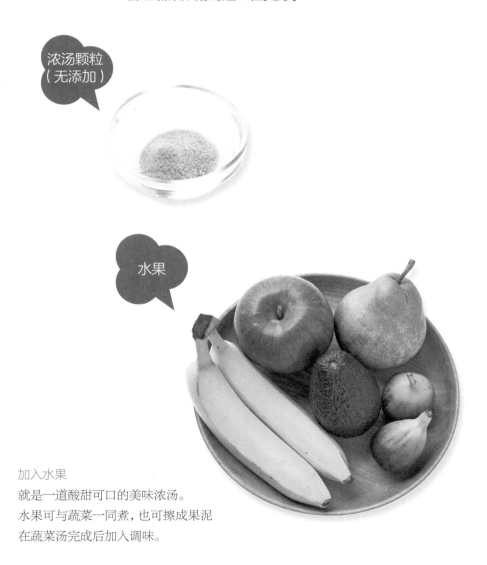

浓汤颗粒
（无添加）

水果

加入水果
就是一道酸甜可口的美味浓汤。
水果可与蔬菜一同煮，也可擦成果泥
在蔬菜汤完成后加入调味。

使用白色大块蔬菜汤

味噌汤

【食材】2人份

白色大块蔬菜汤
...................约 400 ml

味噌 .... 少许

葱花 .... 少许

白色大块蔬菜汤
（制作方法见第14页）

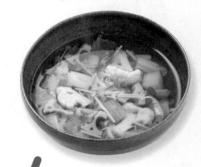

【制作方法】

1　将白色大块蔬菜汤倒入锅中，加盖开火。

2　煮开后加入味噌化开。

3　盛入碗中，撒上葱花。

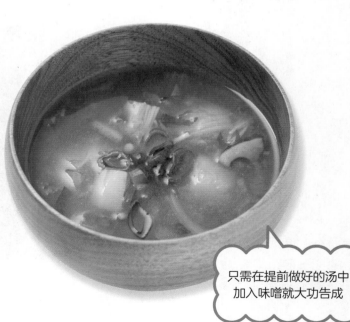

只需在提前做好的汤中
加入味噌就大功告成

风味乌冬面

【制作方法】

1 油豆腐片对半切短，切成薄片。

2 将绿色大块蔬菜汤与高汤料包放入锅中，加盖开火，煮4~5分钟后加入乌冬面再煮3~4分钟。

3 取出高汤料包，加入盐、酱油调味。

4 盛入碗中，用鸭儿芹点缀。

【食材】2人份

绿色大块蔬菜汤
·····················约 600 ml

高汤料包 ·············· 1 袋
乌冬面 ··············· 2 份
油豆腐片 ············· 1/2 片
盐、酱油 ············· 各少许
鸭儿芹碎 ············· 少许

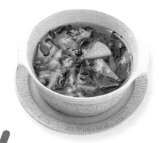

绿色大块蔬菜汤
（制作方法见第16页）

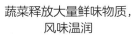
蔬菜释放大量鲜味物质，风味温润

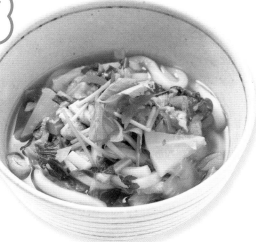

使用橙色大块蔬菜汤
麦片汤饭

【食材】2人份

橙色大块蔬菜汤
....................约 600 ml

燕麦片（颗粒）····· 60 g

酱油 ·····················少许

【制作方法】

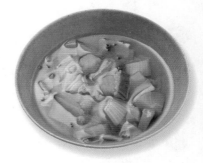

橙色大块蔬菜汤
（制作方法见第20页）

1 清洗燕麦片，加入足量
清水，浸泡30分钟以
上，吸水泡开。

2 将沥干水分的❶的燕麦
片放入足量热水中煮约
15分钟。

3 锅中加入橙色大块蔬菜
汤与❷的燕麦片开火，
小火煮约30分钟，加入
少许酱油调味。

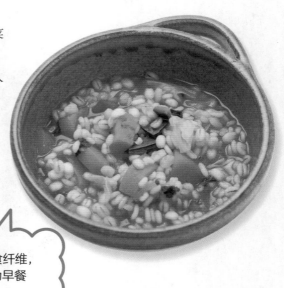

满满膳食纤维，
推荐作为早餐

使用红色大块蔬菜汤
缤纷鸡翅汤

【制作方法】

1 鸡翅抹盐腌制。

2 平底锅中放入橄榄油与蒜末，开火。蒜末爆香后加入**1**的鸡翅，煎至外皮微微焦黄。

3 在**2**中加入红色大块蔬菜汤后加盖，小火煮15分钟至鸡翅熟透。

4 加入盐和黑胡椒粉调味。

【食材】2人份

红色大块蔬菜汤
·············约 500 ml

大蒜（切末）········ 1 瓣

橄榄油 ············· 2 小勺

鸡翅中（将鸡翅中从中间对半切开）··········· 3 个

盐、黑胡椒粉···· 各少许

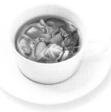

红色大块蔬菜汤
（制作方法见第12页）

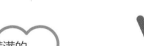
胶原蛋白满满的
快手汤品

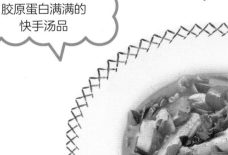

使用棕色大块蔬菜汤
柠香青花鱼汤

【食材】2人份

棕色大块蔬菜汤
························· 约 400 ml

水煮青花鱼罐头
············ 1 罐（100 g）

柠檬片 ················ 4 片

盐、酱油 ········· 各少许

黑胡椒粉 ··········· 少许

棕色大块蔬菜汤
（制作方法见第18页）

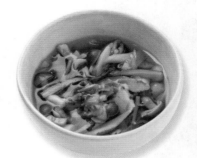

【制作方法】

1 将棕色大块蔬菜汤倒入锅中，加入青花鱼罐头（含汤汁）并开火。

2 煮沸后先将柠檬片的汁水挤入锅中，然后将柠檬片放入锅中。加入盐、酱油调味。

3 盛入碗中，撒入黑胡椒粉。

柠檬的清新香气与青花鱼罐头的浓郁鲜味相得益彰，是一款越南风味汤

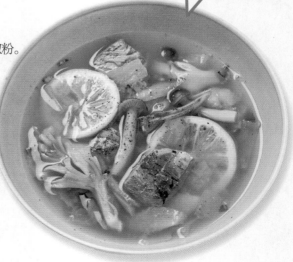

米酒生姜汤

【制作方法】

1 将绿色蔬菜浓汤与米酒混合均匀。冷吃或热吃都很美味。

【食材】1人份

绿色蔬菜浓汤
.... 约 100 ml

米酒 .... 100 ml
生姜泥（依据个人喜好添加）.................... 少许

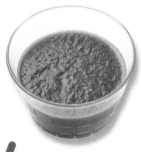

绿色蔬菜浓汤
（制作方法见第16页）

米酒自然甘甜，
一喝就停不下来

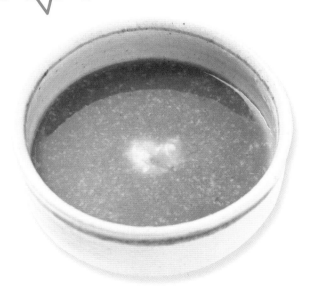

黑椒豆奶汤

【食材】1人份

红色蔬菜浓汤
.....................约 150 ml

豆奶 .... 50 ml

黑胡椒粗粒 .... 少许

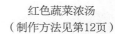

红色蔬菜浓汤
（制作方法见第12页）

【制作方法】

1 将红色蔬菜浓汤与豆奶
混合均匀。

2 撒入黑胡椒粗粒。

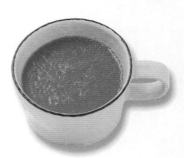

豆奶带来醇厚滋味，
加入牛奶也同样美味

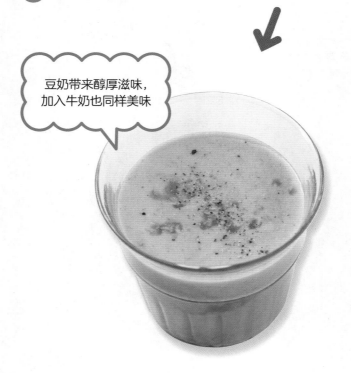

面包碎粥

【制作方法】

【食材】2人份

① 将吐司切掉边，撕成小块。

　*也可依据个人喜好连带吐司边
　一起撕碎加入。

② 锅中加入白色蔬菜浓汤与
①的吐司开火，用小火煮
3~4分钟直至变得浓稠。

③ 盛入碗中，淋入橄榄油。

白色蔬菜浓汤
　.................约 400 ml

吐司 .... 1 片

橄榄油 .... 少许

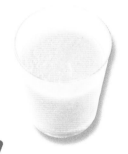

白色蔬菜浓汤
（制作方法见第14页）

老少咸宜，一道有益
身体的美味佳肴

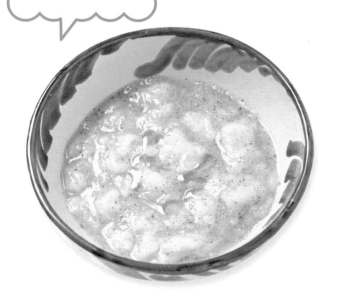

使用橙色蔬菜浓汤
螺旋意大利面

【食材】2人份

橙色蔬菜浓汤
.....................约 500 ml
螺旋意大利面 ...... 100 g
帕尔马芝士碎
.... 4~5 大勺
欧芹碎 .... 少许

橙色蔬菜浓汤
（制作方法见第20页）

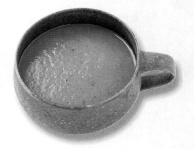

【制作方法】

1 将橙色蔬菜浓汤倒入锅中，加盖开火。

2 汤煮沸后加入螺旋意大利面，不时搅动，加盖转小火，煮制时间请参考包装要求。

3 螺旋意大利面变软后关火，撒入3~4勺帕尔马芝士碎搅拌均匀。

4 盛入盘中，撒入欧芹碎与1勺帕尔马芝士碎。

直接用蔬菜浓汤煮意大利面，美味一锅出

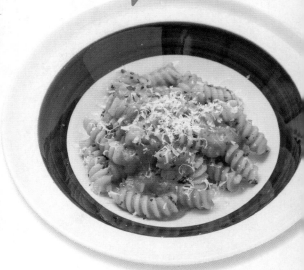

使用棕色蔬菜浓汤
奶汁炖菜

【制作方法】

1 鸡腿肉切成适口大小，加入盐与黑胡椒粉，抓匀腌制10分钟。

2 用厨房纸擦干 **1** 中鸡腿肉上的水，撒入低筋面粉。

3 平底锅加热，加入黄油融化，放入 **2** 中的鸡肉煎至表面微微焦黄。

4 在 **3** 中加入棕色蔬菜浓汤，加盖转小火煮15~20分钟并不时搅动。

5 盛入碗中，撒入欧芹碎。

【食材】2人份

棕色蔬菜浓汤
························约 400 ml

鸡腿肉 ··············· 1 小块
盐、黑胡椒粉···· 各少许
低筋面粉 ··········· 1 大勺
黄油 ··················· 2 大勺
欧芹碎 ··············· 少许

棕色蔬菜浓汤
（制作方法见第18页）

蔬菜高汤鲜味十足，风味清爽的鸡肉奶汁炖菜

前田家的早餐喝蔬菜浓汤，
开启愉快的新一天

我家早餐的主食是吐司，蔬菜汤是不可或缺的副菜。

蔬菜浓汤与其说是一道菜，

更类似于咖啡或果汁，大口喝很过瘾。

早餐吃到了足量的蔬菜，非常有满足感。

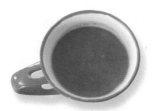

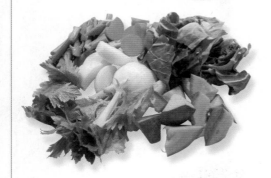

有时会使用超过
10种蔬菜

煮汤的蔬菜最少也有7~8种，多的时候会用到12~13种。食材每次都不一样，冰箱里剩下的蔬菜统统放入锅中煮汤。

做成蔬菜浓汤，就不用在意蔬菜的切法或边角料了。

每天早上散步30分钟，骑自行车去研究所。
运动对提高免疫力非常重要！
运动是良药！
→参考第149页

第 3 章

实践者的证言：
蔬菜汤的惊人效果

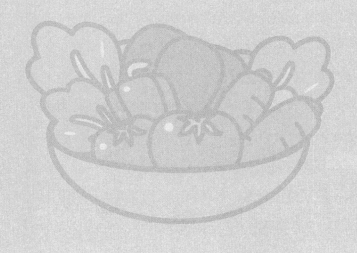

蔬菜汤的功效因人而异，
但许多人都感受到了效果，
特别推荐给想要日常保健的人

蔬菜汤食材各不相同，但许多人感受到了效果

每个人的遗传因子、居住环境、饮食内容与生活节奏各不相同。人不像实验中的小鼠那样，可以生活在同一个系统模型之中。因此，蔬菜汤的效果存在个体差异。

另外，虽说都叫蔬菜汤，可每天使用的食材不尽相同，有时随着季节的变化食材也会改变，存在大量不确定的要素。尽管如此，仍有非常多的读者朋友通过喝蔬菜汤切身感受到了身体的改善。

本书选取的40位读者朋友大多喝蔬菜汤1~3年，有的朋友甚至坚持了更长时间，喝蔬菜汤已经成为他们每天的习惯。他们的亲身经历体现了——身体的改善源自每天的坚持不懈。

🍲 蔬菜汤是亚健康人群强有力的"健康伙伴"

细数40位读者有所改善的症状，包括易疲劳、肩颈僵硬、高血压、糖尿病以及化疗副作用等。蔬菜汤甚至还能有效改善各种难治性疾病。这一方面说明常喝蔬菜汤可改善的病症覆盖面非常广，另一方面也说明这40位读者的病症样本多样化以及非常多的人都在坚持喝蔬菜汤。

其中，我特别推荐"疾病预备役"，也就是亚健康人群尝试蔬菜汤。疲劳、肩颈僵硬等症状虽不至于去医院就诊，但总令人觉得身体不适。如果关注这些不适，症状可能会得到改善并恢复健康，如果放任不管则可能恶化为真正的疾病。这种状态就是亚健康。蔬菜汤非常适合用于亚健康人群调理身体，称得上是一位强有力的"健康伙伴"。

话虽如此，但蔬菜汤并非药物，只是蔬菜煮成的汤。在谋求疗效之前，不妨先好好品尝蔬菜汤的美味。每天美美地喝汤，轻松享受健康生活。

化疗引发食欲不振，
喝蔬菜汤让我扛过了痛苦的治疗

汤川静香（化名）　爱知县 60岁 女
[喝汤时间] 1年6个月

☕ 恶心反胃，什么都吃不下

我连着生了好几场大病。43岁时因乳腺癌接受了乳房全切除手术，50岁时我又做手术切除了甲状腺肿瘤。到了58岁，我患上了宫颈癌。

确诊宫颈癌是在2018年12月。当时，我出现了类似月经的出血，前去医院就诊。当时，医生看完报告单，说我的病情已进入晚期，是第四阶段宫颈癌。医生给出的治疗方案是进行子宫全切除手术，同时接受化疗。

手术前，我做了两次化疗（用药为紫杉醇、卡铂、阿瓦斯汀），手术后又做了4次，共计6次，每隔3周接受1次治疗。我每次接受化疗都会在医院待三天两夜。

事实上，第1次化疗后我就出现了严重的副作用。从医院回家后，我感觉非常不舒服，不论吃什么都恶心想吐。不仅吃不出味道，就连喝水都觉得味道很奇怪。我几乎无法吃下任何东西，只有香草冰激凌和荞麦面勉强可以入口。

　　第2次化疗后也出现了好几天无法进食的情况。除此之外，还出现了体重下降和贫血症状，体力也逐渐衰弱。对于自己能否扛住手术后的4次化疗，我感到十分不安。

☕ 舒服、顺畅地滑入喉咙，"啊，吃下去了"

　　我有一位恩师，中学时期我就受到他非常多的照顾。虽然高中毕业已超过40年，但老师至今仍然受到我们这些学生们的爱戴，我和同学们会每年相约去看望老师。因为深受化疗之苦，我便打电话告诉老师自己罹患癌症的情况，讲了讲化疗所带来的痛苦。

　　那是第2次化疗结束后，我做完子宫全切除手术住院期间。没想到我最敬重的老师竟然来医院看望我，并送给我一本《惊人的蔬菜汤》。他告诉我："可以按照这本书上写的做，喝了汤就能恢复健康。"

　　原来，老师也曾多次罹患重病，五脏六腑几乎都动过手术。在师母的劝导下，他开始喝蔬菜汤，没想到身体由此好转。老师的心意让我非常感动，我决定尝试一下蔬菜汤。

　　第3次化疗后，我做了蔬菜汤试喝。

　　我用了卷心菜、洋葱、胡萝卜、白萝卜、南瓜和青椒等蔬菜。将随意切成大块的蔬菜放入锅中，加水没过食材，煮约30

分钟，没有做任何调味。

让人惊喜的是，蔬菜汤非常容易入口，而且完全不觉得反胃。"啊，吃下去了！这真是太好了！"我的心情一下子变得明朗起来。那之后的一周里，我只喝得下蔬菜汤，它是我唯一的依靠。一日三餐，我都靠喝蔬菜汤度日。

1周后，恶心反胃的症状得到缓解，在继续喝蔬菜汤的同时，我开始能进食少量其他食物。身体情况有所好转，体力也逐渐恢复，整个人都变得有精神了。正因如此，我才能乐观地面对下一次化疗。在之后的化疗中，我也一直坚持喝蔬菜汤。

☕ 在蔬菜汤的帮助下获得力量

化疗持续了近半年，终于圆满结束。从第3次化疗开始，因为蔬菜汤的帮助，我获得了力量，顺利地扛过了整个疗程。

刚开始接受化疗时，我受尽副作用——便秘之苦。开始喝蔬菜汤后，就很少便秘了。另外，我一直有头疼的毛病，开始喝蔬菜汤后头疼也没有再复发，真是不可思议。

化疗已过去了1年半。现在，为了癌症预后的身体保健以及预防复发，我还在坚持喝蔬菜汤。想要保持身体健康，必须摄入充足的蔬菜。我每天早餐和晚餐都喝蔬菜汤。89岁的母亲则会做成味噌汤，吃菜喝汤。丈夫与我有时还会将蔬菜汤装入保鲜盒中，带去公司当午餐。蔬菜汤可以直接放入微波炉中加热，非常方便。

与恩师保持联系的中学时代的朋友中，也有人因《惊人的蔬菜汤》一书被大家传阅而开始尝试做汤。还有朋友把蔬菜汤喂给不爱吃断奶辅食的孙子，反馈说："孩子特别爱吃！"

不用说，恩师每天早上也坚持喝蔬菜汤。虽然他曾多次罹患大病，但今年78岁的老师依然十分健康、精力十足。恩师的经历对我也是极大的激励。

请一定要告诉那些像我一样因化疗而感到痛苦的人们："只要坚持喝蔬菜汤，一定能恢复健康。"

· **吃法**：大块蔬菜汤
· **调味**：不调味，享受原味
· **蔬菜**：洋葱、胡萝卜、卷心菜、南瓜、白萝卜和青椒等

蔬菜汤能提高癌症患者在治疗中及预后的生活质量

许多化疗药物都会在人体内生成活性氧，由此引发诸多身体不适，如呕吐、食欲不振、丧失味觉、口腔溃疡等副作用。

对此，喝蔬菜汤是一个好办法。既然化疗的副作用源自活性氧，那么通过喝富含抗氧化物质的蔬菜汤来抵御活性氧，就能有效抑制这些副作用。

我认为在癌症治疗中，最重要的是维持患者的生活质量，即日常生活的品质。也就是尽可能地避免食欲丧失、精神不振以及体力下降等情况的发生。总之蔬菜汤对癌症患者维持生活质量大有帮助。

喝蔬菜汤让我成功减重20 kg！
血压、血糖、肝功能数值全面改善，
效果惊人

中山真理子（化名）　兵库县 59岁 女
喝汤时间 3年

☕ 因肥胖患上脂肪肝，从此烦恼不断

我身患多种生活方式病。

身高152 cm，体重却重达78 kg，这是我的烦恼之源。事实上我的食量不算大，但不知为什么就是容易发胖。

那时，我的肝功能数值也高得惊人，AST（谷草转氨酶）、ALT（谷丙转氨酶）都是三位数（AST和ALT的参考值一般在40U/L以下），被确诊为脂肪肝。而血压的收缩压高达150 mmHg（参考值一般为90~140mmHg），血糖值也有些偏高。

主治医师反复告诫我："减肥吧！不瘦下来可不行。"但遗憾的是，他是治疗肝病的专家，而不是治疗肥胖的，因此他并没有教我怎么做才能变瘦。

我服用了医生开具的治疗肝脏的药物，可一段时间后，肝功能的数值却不见回落。复诊时医生警告说："这样下去会发

展成肝硬化。"一想到"发展成肝硬化后，下一步可能会恶化成肝癌"，我就感到十分害怕。

机缘巧合下，我读了《惊人的蔬菜汤》这本书，了解到蔬菜汤有预防癌症的效果，我决定尝试一下。虽然亲友中并没有人因癌症去世，但我绝对不想让自己患上癌症。

书中提到"蔬菜汤有助于改善脂肪肝和肥胖"。起初我怀着"真有这么灵吗"的想法，将信将疑，并没有期待会有特别的效果。

我用来煮汤的蔬菜有胡萝卜、洋葱、红薯、菠菜、番茄、西蓝花、芦笋、扁豆、甜豌豆等。所有蔬菜全部切成适口大小，放入锅中，加入1 100 ml的水，用小火煮约30分钟。

煮好放凉后用搅拌机打碎，蔬菜浓汤就完成了。我的汤不调味。一般一次性做6杯，共两天的量。

我开始在每天早餐时喝蔬菜汤，每一口都能尝到蔬菜原本的风味，质朴却美味。孩子也说"好喝"，并乐意喝汤。因为蔬菜汤喝不腻的魅力，我才能坚持每天喝汤。

☕ 体重"哐哐"往下掉，自己都觉得不可思议

开始喝蔬菜汤后大约半年，等我察觉时，体重已经减掉了约10 kg。真是一眨眼就轻轻松松瘦下来了，我大为震惊。那之后的半年里，体重缓慢下降，又减重10 kg，我都觉得有些

难以置信了。1年里竟然成功减掉了20 kg。这期间我没有节食，也没做运动。看着镜中的自己，体型已与过去完全不同。脸小了一大圈，看起来年轻多了。当我去之前常去的美发店时，连美发师也震惊地说："您比过去苗条多了！"这让我又惊喜又不好意思。就连沉默寡言的丈夫都说："你瘦了。"真是让人心花怒放。

随着体重的稳步下降，体检的各项数值也趋于正常。

曾经高达三位数的肝功能数值AST和ALT都回落到接近参考值，血压回落到120 mmHg左右，血糖值也恢复正常了。做胃镜检查，医生说："胃比以前健康多了。"

书上所写的"蔬菜汤有助于改善脂肪肝和肥胖"是真的，这效果让我心服口服。我亲身体验了蔬菜汤对多种生活方式病的惊人效果。

☕ 把蔬菜汤的书送给独自前往南非工作的弟弟

丈夫因调任独自去外地工作，每周只有周末回家。独自生活的人在饮食方面容易蔬菜摄入不足，这让我很担心。

于是我将蔬菜汤分装进7个保鲜袋中冷冻，丈夫回去工作时让他带上装有冰袋与蔬菜汤的保温袋。也许因为丈夫每天都喝蔬菜汤，今年体检的结果也相当不错。

从事销售工作的弟弟也接受调任，现在独自在南非工作。

我担心弟弟的身体，便寄了一本《惊人的蔬菜汤》给在远海外工作的他。

正当我担心书是否能顺利送到非洲大陆的最南端时，弟弟打来电话说："谢谢你寄来的这本书，我会自己做蔬菜汤喝的。"不知弟弟在非洲会用什么食材，在怎样的厨房中做汤呢？我忍不住畅想这个场景。

我由衷感谢带我领略蔬菜魅力的前田浩老师。为了自己与家人的健康，今后也会继续喝蔬菜汤。正如前田老师所说，"坚持就是力量。"

- 吃法：蔬菜浓汤
- 调味：不调味，享受原味
- 蔬菜：洋葱、胡萝卜、番茄、菠菜、西蓝花、芦笋、扁豆、甜豌豆和红薯等

蔬菜汤改善亚健康的典型案例

近年来，预防医学视角的"亚健康"概念备受瞩目。亚健康是指尚无自觉症状，但体检数值已出现异常，放任不管会发展为真正疾病的状态。

曾有肥胖、高血压、高血糖与脂肪肝的中山女士的经历，正是蔬菜汤改善亚健康的典型案例。我特别推荐像她这样的亚健康人群尝试蔬菜汤。

蔬菜汤中有大量的抗氧化物质——植化素和维生素，还有能帮助益生菌占据肠道菌群优势地位的膳食纤维。我想正是通过蔬菜中多种有效成分的综合作用，中山女士才最终改善了亚健康问题。

中山女士因为身体得到改善，来信表达谢意。其实，我才要感谢这位读者，与我分享她的宝贵经历。

坚持喝蔬菜汤的朋友中，有不少都像中山女士这样，生活态度也随之变得更积极乐观，真是令人欣喜。

最后，我特别推荐像中山女士的丈夫与弟弟那样，独自前往外地赴任的上班族尝试蔬菜汤。

独自在外工作，最苦恼的就是吃饭问题，蔬菜汤简便、快手，还能提前制作，非常适合独自在外工作的人。喝了蔬菜汤，就无须担心蔬菜摄入不足的问题了。

蔬菜汤让我的皮肤变得水润有光泽，母亲的肠胃也有所改善

大林宏美（化名）　东京 51 岁 女
喝汤时间 2 年

☕ 发现清甜而回味无穷的蔬菜美味

2018年8月，我通过报纸上刊登的广告得知了《惊人的蔬菜汤》一书。

阅读后发现，书中介绍的蔬菜汤可以用常见食材轻松烹调，感觉很不错。前田浩老师介绍说，"蔬菜汤对以癌症为代表的各种疾病都可能有缓解效果。"这一解说非常有吸引力。此外，书中体验感想里的"味道不错，感觉身体一下子吸收了营养"的反馈也令我十分心动。于是，我立刻决定亲自动手，尝试一下蔬菜汤。

我家有双亲与我三口人。年事已高的父母喜欢吃蔬菜，家中蔬菜从不间断，常备着好几种必吃的菜。不过有时，也不得不丢掉一些吃不完的菜，过去我总觉得就这么丢掉怪可惜的。现在，把它们全部煮成蔬菜汤就不会再浪费了。

蔬菜汤的做法是将洋葱、胡萝卜、白萝卜、卷心菜、南瓜和大葱等食材切成小块，放入锅中加水，小火煮约30分钟，不另做调味。我在准备晚餐时会放一个煮蔬菜汤的锅，做菜剩余的蔬菜统统丢进锅中，煮成蔬菜汤。

第一次喝煮好的蔬菜汤，蔬菜那清甜而悠久的回味甚至让我有些感动。"原来蔬菜竟然如此美味"，从此我发现了蔬菜的魅力。我一下子喜欢上了蔬菜汤，百喝不厌，每次都觉得"真好喝啊，明天也想喝"。

蔬菜汤每次做3天的量，盛入密封容器中冷藏保存。

早上起床后喝1碗汤，此外还会在其他任意时间喝2碗，每天共喝3碗。我没有随餐喝汤，而是当小食，就像喝两餐之间的茶饮或运动饮料那样喝蔬菜汤。

☕ 皮肤光彩照人，仿佛磨了皮

喝蔬菜汤后，我有了让人欣喜的变化，特地写信反馈。

我是干性皮肤，冬季手部和腿脚特别容易干燥，十分恼人。皮肤表面干得起皮，好像撒了一层白色粉末，有时还会感到瘙痒。

皮肤容易干燥的季节，每天洗完澡都不得不涂抹大量的润肤霜或护肤油。虽然涂得黏糊糊的并不舒服，但不涂不行。

大约坚持喝汤两三个月后，有一天洗澡时我蓦然发现，原本干燥的手部与腿脚皮肤变得十分光滑，令我不由发出惊呼。

触摸皮肤发现，我的皮肤好像做了磨皮一样，变得细腻而有光泽。我切身体验到了效果，"真是太惊人了！一定是蔬菜汤的功劳。"

那之后，我慢慢地不再涂润肤霜和护肤油了，手部与腿脚的皮肤依旧水润光滑。可能是因为喝了蔬菜汤，皮肤由内而外地水润，焕发光泽。皮肤变好了，我的身体与情绪也随之变得轻快。

我的脸部皮肤所幸并不干燥，但平时外出很少化妆。

最近，大家见了我常夸我气色好，我想这一定也是蔬菜汤的功劳！作为女人，被人夸奖皮肤好实在令人雀跃，心态也更乐观向上了。

☕ 改善母亲的顽疾——慢性腹泻

我推荐78岁的母亲喝蔬菜汤，母亲也开始一天3次在任意时间来一杯蔬菜汤。同样是在喝汤两三个月后，母亲对我说："洗澡时发现皮肤滑滑的，有光泽了。"不仅如此，还有更让人吃惊的变化。

30多年前，母亲曾罹患严重的胃溃疡，住院3个月。那之后，她的肠胃情况一直欠佳。不仅无法进食多种食物，还忍受着慢性腹泻之苦。

开始喝蔬菜汤后，她的肠胃情况逐渐好转，腹泻有所缓解。母亲告诉我自己的大便慢慢成形了。肠胃好转后的母亲变得神采奕奕。

母亲还对我道谢："多亏你推荐了蔬菜汤，真是太好了。"感谢与《惊人的蔬菜汤》这本书的相遇，今后母亲与我都会坚持喝汤。

- ·吃法：**大块蔬菜汤**
- ·调味：**不调味，享受原味**
- ·蔬菜：**洋葱、胡萝卜、卷心菜、南瓜、白萝卜和大葱等**

蔬菜汤中有大量有益肠道的成分

大林女士的皮肤变好，应该是蔬菜汤中植化素与维生素类所具有的抗氧化能力与膳食纤维共同作用下，肠道环境得到改善的结果。

大林女士的母亲长久以来的肠胃问题也得到了改善，真是可喜可贺。

我的团队曾在实验中人为引发小鼠的胃炎与大肠炎（模型），再喂食具有强抗氧化能力的熟菜籽油成分（菜籽多酚），结果发现其对胃炎与胃癌，以及大肠炎与大肠癌发生的抑制效果均具有统计学意义。换言之，摄入抗氧化物质，能有效地改善肠胃状态。

另外，近年来，大量论文指出了大脑与肠道的关系。有研究认为，肠道环境会对大脑产生影响，肠道环境的改善有助于大脑及情绪的稳定。

蔬菜汤富含抗氧化物质与膳食纤维，最适合用于改善肠道环境。从这个角度看，蔬菜汤也是对健康极为有益的食物。

成人斯蒂尔病因蔬菜汤大大缓解，我成功摆脱了类固醇类药物，堪称奇迹

山下幸夫（化名） 熊本县 43岁 男
喝汤时间 4年

☕ 罹患难治性疾病，大量使用类固醇类药物

32岁时，我患上了成人斯蒂尔病。成人斯蒂尔病是每10万人只有约4人发病的难治性疾病，病因尚不明。我的症状是高烧40 ℃，全身关节疼痛，脸上长出颜色像三文鱼的皮疹。这些都是成人斯蒂尔病的典型症状。

我在医院验血后发现，身体的炎症反应的指标C反应蛋白高达24 mg/L。这一指标的参考值一般小于10 mg/L。此外，另一个炎症指标铁蛋白的数值也异常增高，我被立刻安排住院。

我接受了类固醇脉冲治疗，静脉注射了大量的肾上腺皮质类固醇。

类固醇第1次注射1 000 mg，第2次750 mg，之后依次是

1　成人斯蒂尔病：难治性疾病。每10万人中约4人发病（发病率性别比，男女比例约为1∶3），除了使用肾上腺皮质类固醇外，尚无其他切实有效的疗法，偶尔会有自然治愈的病例。

500 mg、250 mg、125 mg、100 mg，就这样逐渐减少。

接受了1次类固醇脉冲治疗后，我的病症出现反复，于是又接受了第2次治疗，一共住院4个月。

即使是出院后，我也不得不长期口服类固醇类药物，从1天10 mg开始，之后逐渐减量。可炎症反应的指标一旦回升，用药剂量又要加大。我的病就这样一直反反复复。

☕ 药物副作用引发髋关节疼痛，让我挂上拐杖

类固醇类药物是非常强力的药物，副作用也很大。住院大量用药时，我出现过呼吸困难，曾多次担心自己能否挺到明天。我的脸变成了"满月脸[1]"，身体疲劳，手也会不自主地颤抖。

类固醇类药物是免疫抑制类药物，不仅会造成免疫力低下，还会使正常菌群的功能变弱。因为出院后仍继续服用类固醇类药物，为了防止感染，夏季我也必须戴上口罩与手套生活。4年前出现髋关节疼痛，我挂上了拐杖。长期服用类固醇类药物伤害了我的骨骼。

因为上述种种原因，我已不想再继续使用类固醇了，可又苦于没有其他治疗方案，只能被迫继续服药。

1　满月脸：即脸似满月，在文中指由药物引发的面部肥胖。

3年前，住在下关的朋友向我推荐了《惊人的蔬菜汤》一书。因为朋友的大力推荐，我抱着"蔬菜应该不会有害健康，就喝喝看吧"的想法开始喝汤。

一开始，朋友会用时令蔬菜做成浓汤，装进塑料瓶后大批邮寄给我。我就喝朋友做的这些汤。后来，我开始自己动手，一次大量制作，装入封口袋中冷冻保存。

我每次喝350 ml，早晚各一次。多的时候每天会喝3次。

☕ 开始喝蔬菜汤后体检数值下降了

虽然我开始喝汤，但从没想过这汤能治好我的病。

然而不久后，我发现早上醒来更有精神，排便也顺畅了，切身感受到了身体的好转。

我每月都要去医院验血检查，各项数值在开始喝蔬菜汤后逐渐下降。大约1年半后，C反应蛋白、铁蛋白以及肝功能的数值都回落到了正常范围。

医生对我说："数值下降了，也稳定了，今后不用再吃类固醇了。"从痛苦的类固醇疗法中解脱出来的喜悦真是难以言表。我想，这毫无疑问是蔬菜汤的功劳。

通常，长期接受类固醇疗法，药物的副作用会引发糖尿病，或是造成过量进食，体重大幅增加。但这些副作用都没有发生在我身上，也许是因为我一直在喝蔬菜汤吧。

蔬菜汤拯救了山下先生

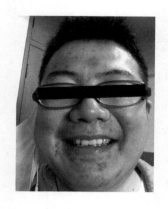

喝蔬菜汤前

7年前住院时。脸上满是粉色的皮疹，因为类固醇类药物的副作用，变成了"满月脸"。

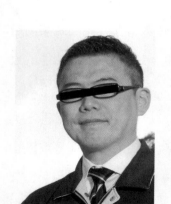

喝蔬菜汤后

现在脸上干净了。不再容易感冒，精力旺盛，用自己的亲身经历向身边的人推荐蔬菜汤。

医生也曾说："用了这么多类固醇却不需要吃治疗糖尿病的药，这样的患者还是第一次遇到。"

现在，我已停药2年，依然坚持喝着蔬菜汤，平时也不易得感冒。我的工作常常需要出差，有时也会喝不上蔬菜汤，但我依然精力充沛地奔走在全国各地，投入到工作中。

蔬菜汤拯救了我，我由衷地感谢与蔬菜汤的相遇，感谢朋友推荐《惊人的蔬菜汤》一书。我更要感谢前田浩老师，并分享自己的喜悦之情。

> · **吃法：** 蔬菜浓汤
> · **调味：** 不调味，享受原味
> · **蔬菜：** 洋葱、胡萝卜、南瓜、番茄、小松菜、芹菜、彩椒、芦笋、红薯。此外还会加入京水菜、白萝卜叶、芜菁叶等时令叶菜等，共计约14种

前田浩博士的点评

为克服病因不明的难治性疾病做出贡献，再次刷新了我对蔬菜汤的认识

山下先生喝蔬菜汤感到保健效果显著，为了表达感谢曾亲自来到我的研究所，留下了许多感谢的话语。这次，我通过来信重新了解了他的经历，这堪称奇迹的案例也让我大吃一惊。

虽然医学已有了长足的进步，但世界上仍有许多病因不明，没有确切疗法的疾病。

山下先生的案例是蔬菜汤帮助克服难治性疾病的力证。作为《惊人的蔬菜汤》的作者，这对我来说是无上的幸事。这个案例也刷新了我对蔬菜汤的认识。

第四阶段大肠癌已转移到肝脏，接受化疗的同时喝蔬菜汤，让病灶消失

K·S（化名）　奈良县 73岁 女

喝汤时间 1年6个月

　　丈夫2年前罹患大肠癌，确诊时已是第四阶段，所以接受手术将肿瘤组织全部切除。手术后，切除出来的肿瘤组织大小与医生那句"这并不等于完全治好"的告诫让人记忆犹新。

　　之后，因确诊癌细胞已转移到肝脏，丈夫又接受了化疗。

　　那时，我接触到了《惊人的蔬菜汤》这本书，开始每天早晚各喝一杯蔬菜汤。虽然蔬菜汤做起来简单，但仍需每晚提前备菜，早上起来煮汤，每天坚持做这些并不容易。

　　化疗的过程十分痛苦，但癌细胞最终消失了。我与丈夫欣喜万分，觉得做蔬菜汤的辛苦总算得到了回报。

　　癌细胞得以清除可能是因为化疗药物对症，但我认为喝蔬菜汤也一定起到了作用。能遇到这本书，真是太好了！

　　然而，都说好了伤疤忘了疼，最近我已没有再继续做蔬菜汤了。

　　但是治愈后3年之内不应大意，即便无法每天喝汤，最好

也要隔天继续坚持做汤、喝汤。

　　除了喝蔬菜汤，对于入口的食物，今后也要更加留意。

・吃法：蔬菜浓汤
・调味：不调味，享受原味
・蔬菜：南瓜、胡萝卜、卷心菜、小松菜、芹菜、西蓝花（还有西
　　　　蓝花苗）

喝蔬菜汤有效降低肿瘤标志物数值[1]，视力改善，色斑也变淡了

F·S（化名）　和歌山县 48岁 女

喝汤时间 2年9个月

我在3年前因子宫癌与卵巢癌住院，接受了手术和化疗。

术后不久，发现癌细胞已转移到淋巴结，肿瘤标志物数值很高，医院建议我接受6次化疗（用药为紫杉醇、卡铂）。

在化疗过程中，我接触到了前田浩老师的《惊人的蔬菜汤》。读了书，我马上开始喝蔬菜汤。坚持2个月后，肿瘤标志物数值开始稳步下降，最终只做了2次化疗就结束了疗程。

至今癌症都没有复发，我的身体十分健康。

不知这是否也是蔬菜汤的效果，我感到视野变清晰了。我患有近视，以往看远处的细小物品都模糊不清。

喝汤后看东西变清晰了，感觉视力稍有提高。

不仅如此，面部与手臂上的色斑变浅了，发量似乎也有所增多。

1　肿瘤标志物：肿瘤组织自身产生，或抗体对肿瘤反应产生的一类物质，是检测癌症的诊断指标。

做汤时，我至少使用4种蔬菜，并尽可能选择时令蔬菜。

书中，前田浩老师和蔼可亲的面容让我印象深刻，能遇到
这本书真是太好了。

·**吃法**：大块蔬菜汤
·**调味**：盐、黑胡椒粉、酱油、高汤块等
·**蔬菜**：洋葱、胡萝卜、卷心菜、土豆、小松菜、白菜等时令蔬菜

治疗的同时坚持喝蔬菜汤，整个治疗过程中都未产生副作用

T·Y（化名）　东京 73岁 女
喝汤时间 2年5个月

丈夫2年前确诊小细胞肺癌，接受了化疗（用药为依托泊苷、卡铂）与放射性疗法。

在他接受治疗时，我每天做好蔬菜汤送去医院，三餐都喝汤。多亏了蔬菜汤，治疗全程没有出现副作用，短短3个月就结束了疗程。我想这一定有蔬菜汤的功劳。

出院后，丈夫一度出现食欲不振的情况，但他能喝得下蔬菜汤，这真是帮了大忙。

去年8月，丈夫又因肺腺癌（第一阶段a期）接受手术切除了左上肺的三分之一。肺腺癌与小细胞肺癌其实是同时确诊的，一直在随访检查，没想到最终还是需要动手术切除。

术后恢复十分顺利，"抗癌之路"终于告一段落。今后我们也会坚持喝蔬菜汤。

我把蔬菜汤看作一家人的保护神，坚持每天制作。

我们家是做成蔬菜浓汤，一次喝180 ml，不调味直接喝。

我觉得不放调料更美味，能品尝到食材天然的清甜。

我不是每天煮汤，而是一次性制作2~3天的量。

做蔬菜汤时，我会注意选择新鲜的时令蔬菜，尽量挑选那些使用农药较少的种类。

近来，病毒感染频发并流行，而免疫力对预防感染非常重要。我十分庆幸自己能坚持喝蔬菜汤。

·吃法：蔬菜浓汤

·调味：不调味，享受原味

·蔬菜：我很喜欢基础版的洋葱、胡萝卜、卷心菜、南瓜、番茄和芹菜，有时也会加一些西蓝花或多放些番茄

我家的汤是使用超过7种蔬菜的"彩虹汤"，母亲的白内障不再加重

M·Y（化名）　岩手县 33岁 女
喝汤时间 2年6个月

接触到前田浩老师的《惊人的蔬菜汤》，对身患重疾或家有重疾病患的人来说，是一种看到曙光的感觉。

我也受到了这本书的重大影响。母亲在6年前因妇科癌症接受了手术与化疗，身体状况和精神状态都有所下滑，所以我让她每天喝蔬菜汤。多亏了这道汤，让母亲过上了普通人的生活。她已经71岁了，告诉我这些年自己的白内障也没有加重。

我家的蔬菜汤一定会使用超过7种蔬菜，美其名曰"彩虹汤"。虽然蔬菜的颜色不限，不过会尽量加入叶菜、根茎类等不同类型的蔬菜。想要摄入蛋白质时，还会放一些大豆或绿豆。

以前，我会用慢速榨汁机制作胡萝卜、苹果、柠檬的蔬果汁喝。这种饮品夏天喝起来十分美味，可冬天喝就有些太清凉了。

与之相对的，蔬菜汤可以温暖身体，煮完后只需要洗锅，收拾起来也更方便。

多亏了前田浩老师介绍的蔬菜汤，母亲告诉我，自己为每天都能过上正常人的普通生活感到十分幸福。

入冬后，天气越来越冷。喝一杯暖暖的蔬菜汤，身心都暖融融的，还能提高免疫力。

- ·吃法：蔬菜浓汤
- ·调味：不调味，享受原味
- ·蔬菜：①洋葱、胡萝卜、南瓜、卷心菜、红薯、西蓝花苗、青椒
  ②洋葱、胡萝卜、紫苏叶、小松菜、白萝卜、白萝卜叶、西蓝花茎

蔬菜汤让化疗更顺利，
吃足量蔬菜建立自信，
吃饭的乐趣无穷

S·T（化名）　栃木县 55岁 女
喝汤时间 1年

约5年前，我因乳腺癌接受了手术和化疗。当时癌细胞并未扩散。可在大约2年前，我又确诊胃癌，再次接受手术，目前正在接受化疗（用药为奥沙利铂、替吉奥）。

刚开始胃癌的化疗时，我经人推荐开始喝蔬果汁。但榨汁会产生许多残渣，十分浪费，同时我也担心凉凉的蔬果汁会让身体受寒。就在那时，我在书店中偶遇了前田浩老师的《惊人的蔬菜汤》。

"就是它了！"我马上买下这本书决定尝试一下。汤能让身体温暖，真是太适合我了。

说实话，我没有体验到蔬菜汤对抑制癌症的效果，但它改善了我的便秘问题。

患癌症之前，我几乎不吃蔬菜。现在通过喝蔬菜汤，就能轻松摄入足量的蔬菜。

另外，因为胃癌，我切除了胃部，所以无法大量进食。吃沙拉会很快感到吃饱，无法再吃下其他有益身体的食物（如海藻、纳豆、酸奶等）。可喝蔬菜汤不容易感到饱，还能再吃一些其他食物。饮食的种类增加，吃饭变成了一桩乐事。

化疗顺利结束，我恢复了健康。

做蔬菜汤时，我会以时令蔬菜为主，选用15~16种菜，一次性制作两周的分量，放入冰箱冷冻保存。

蔬菜是自己种的，种出的菜会尽可能全部煮进汤里，因此我吃的都是天然无公害的时令蔬菜。

· 吃法：蔬菜浓汤
· 调味：不调味，享受原味
· 蔬菜：以时令蔬菜为主选用15~16种。冰箱里任何蔬菜都可
　　　　用于煮汤

蔬菜汤能缓解化疗的副作用，改善眼干燥症，连手上的黑斑也变浅了

S·M（化名）　大阪 69岁 女

喝汤时间 2年

《惊人的蔬菜汤》是我丈夫的朋友担心确诊胃癌（第四阶段）的丈夫而送给他阅读的。

我在读过之后，抱着只有细微效果也好的想法，马上开始做蔬菜汤给丈夫喝。

虽然丈夫一直抱怨蔬菜汤不好喝，但也坚持喝了一年。看到他喝掉装在杯中的蔬菜汤，我总会不由自主地说："虽然抱怨难喝但还是喝了，我真高兴。"可丈夫反应平淡，只摆出一张扑克脸看着我。

虽然丈夫对蔬菜汤评价不高，身体却不会说谎。我想他感受到了效果，化疗的副作用似乎有所缓解。

我们与癌症共抗争了2年7个月，很遗憾丈夫最终离世，尽管当时我们将全部的精力都投入其中。

丈夫去世后，我开始以自己的节奏喝蔬菜汤。

我亲身体验了蔬菜汤的保健效果。

汤中多加一些绿色蔬菜后眼干燥症得到缓解，手指甲上的黑色斑点变浅。绿色的蔬菜可以用菠菜、西蓝花、小松菜、茼蒿、鸭儿芹等。

我亲眼见证了身边的人遭受化疗副作用的折磨。由衷地希望前田浩老师的研究目标——副作用小的化疗药物能顺利研发面世。

· 吃法：一般喝蔬菜浓汤，偶尔也做大块蔬菜汤
· 调味：不调味，享受原味
· 蔬菜：洋葱、胡萝卜、南瓜、芹菜、番茄、牛蒡等各类时令蔬菜。芹菜等有时不容易买到的蔬菜会一次性多买一些冷冻保存

化疗引发进食困难，是蔬菜汤拯救了我

S·T（化名）　兵库县 60岁 女

喝汤时间 2年

4年前，我因胃癌接受了手术与化疗。化疗中，由于一直无法进食，我伤透了脑筋。每天都在不断尝试，希望能找到可以吃得下去的食物。

就在那时，我读到了前田浩老师的《惊人的蔬菜汤》，感到自己终于有救了。老师以研究为依据，对蔬菜汤的保健效果做了简明易懂的解说，读来令人感动。

多亏了蔬菜汤，癌症的定期复查没有发现异常，验血结果中TP（总蛋白）也提高到了64g/L（参考值一般为60~80g/L）。

- **吃法：** 大块蔬菜汤
- **调味：** 有时会放味噌或高汤块
- **蔬菜：** 胡萝卜、红薯、灰树花、金针菇、蟹味菇

为了改善恶性淋巴瘤预后的生活质量，解决肥胖问题，我开始喝蔬菜汤

T·M（化名）　三重县 76岁 女
喝汤时间 3年2个月

我于2017年确诊恶性淋巴瘤，接受了化疗。

出院后，我遇到了《惊人的蔬菜汤》一书，每天实践，并感受到了效果。

疲劳与无力感减轻了，白细胞的数值也回升到了参考值范围内。多亏了蔬菜汤，现在我只需每3个月去医院复诊验血就可以了。

丈夫年事已高，为了减肥每天早上我都让他喝蔬菜汤，他的身体状态维持得很好。近年来，反映身体胖瘦程度的BMI一直保持在正常范围内。

- 吃法：大块蔬菜汤
- 调味：不调味，享受原味
- 蔬菜：洋葱、胡萝卜、卷心菜、南瓜等

胃癌顺利康复！
口腔溃疡、便秘、高血压
也得到改善

原广　福冈县 84岁 男

喝汤时间 2年

我确诊了早期胃癌，通过内窥镜手术切除。胃癌手术1年后，我反复思考如何才能防止复发，这时我遇到了前田浩老师的书。

我每天喝3杯蔬菜汤。因为做法十分简单，我每3天煮1次。过去我会吃蔬菜沙拉，读了前田老师的书后，我将自己的饮食转变为以蔬菜汤为主。现在蔬菜汤就是我的主食。

虽然没有接受化疗，但在手术后，我深受口腔溃疡与便秘的困扰。开始喝蔬菜汤后，口腔溃疡很少再犯，便秘和高血压也都有所改善。截至2021年2月，我接受胃癌手术已整整3年了。现在身体恢复得非常顺利。

・吃法：大块蔬菜汤与蔬菜浓汤

・调味：不调味，享受原味

・蔬菜：一定会放洋葱、胡萝卜、卷心菜、白萝卜和番茄

75

蔬菜汤能缓解服用前列腺癌药物后出现的腿脚无力

H・T（化名） 宫崎县 78岁 男
喝汤时间 1年2个月

　　《惊人的蔬菜汤》是朋友送给我的礼物。我们夫妻二人选择做成蔬菜浓汤，每天2次，早晚各1杯，喝得十分享受。

　　喝汤1年后，我感到了身体的变化。PSA（前列腺特异性抗原）检查常用于诊断前列腺癌与前列腺肥大，我的PSA数值高达500 ng/ml（参考值应低于4.0 ng/ml），所以需要服药（用药为醋酸阿比特龙、泼尼松龙片）。过去服药1小时后，我会感到腿脚无力，但现在这种情况消失了。PSA的数值也回落到了0.13 ng/ml。妻子则表示做蔬菜汤令人心情愉快。

・吃法：蔬菜浓汤

・调味：不调味，享受原味

・蔬菜：洋葱、胡萝卜、南瓜、小松菜、西蓝花、番茄、香菇、韭菜和大葱，有时还会加入芹菜

药物治疗的同时喝蔬菜汤，糖尿病症状大幅改善，体重也减轻6 kg

Y·T（化名）　千叶县 88岁 男

喝汤时间 2年5个月

开始喝蔬菜汤后，疾病的检查项目结果有了很大的改善。

我35年来一直患有糖尿病。2018年体检时，糖化血红蛋白的检查数值达到8.9%（参考值应小于6.2%）。数值偏高，医生为此开具了处方药。服药数月后，数值只回落到8.3%。就在那时，我遇到了《惊人的蔬菜汤》。

读完之后，我开始每天喝蔬菜汤，就这样坚持了1年3个月，检查数值回落到7.3%，令我大吃一惊。2020年10月的检查中，数值进一步下降到6.8%，还受到了医生的称赞。

血糖和血压也都下降了。血糖值从220 mmol/L降到了180 mmol/L，收缩压从140 mmHg降到了130 mmHg。

体重也减轻了6 kg，我身高160 cm，体重从66 kg减到了60 kg。排便变得顺畅。从体检结果看，肠胃情况也有所改善。

除此之外，我过去还常有腹绞痛的毛病，大约10天就会发作1次。而今，2个月也未必会发作1次。

最近2年坚持喝蔬菜汤后，我不再感冒，从未发烧。我想，这可能也是蔬菜汤的效果。

我感谢蔬菜汤，因为自己感受到了效果，所以也向朋友们推荐这种保健方法。

- · 吃法：大块蔬菜汤
- · 调味：不调味，享受原味
- · 蔬菜：洋葱、胡萝卜、卷心菜、南瓜、苹果等

自己煮蔬菜汤，
血糖、血压、甘油三酯
数值均趋于稳定

Y·T（化名）　埼玉县 77岁 男

喝汤时间 3年

　　35岁接受全身体检后，我被告知患上了糖尿病，从而开始了长达40年的食疗。然而，54岁我确诊大肠癌，74岁又患上了前列腺癌，两次都接受了手术。接触到《惊人的蔬菜汤》一书是在做完前列腺癌手术之后。

　　我打算将预防癌症的希望赌在这本书介绍的方法上，在限制碳水化合物摄入的基础上，转变为以蔬菜汤为主的饮食方式，以此开启老年生活。

　　至今，我已坚持喝汤3年，健康地迎来了77岁生日。血糖、血压和甘油三酯的数值虽然仍有些偏高，但相比过去已有所好转，并稳定了下来。

　　最近一次体检的各项数值如下。

　　空腹血糖5.3~6.1 mmol/L（正常数值是3.9~6.1 mmol/L），糖化血红蛋白为6.0%~7.5%（正常数值是6.2%以下）。收缩压为120~140 mmHg（正常数值是140 mmHg以下），甘油三酯值为0.8~1.5 mmol/L（正常数值是1.7 mmol/L以下）。

25年前，我的妻子因大肠癌去世，蔬菜汤都是我自己动手制作的。

每周1次，用一口大锅煮3~4天的量。以前基本不调味，最近也会加入一些鸡架熬的高汤或高汤块。汤喝腻了，还会临时改做咖喱或奶汁炖菜。

此外，我每天散步1小时，并开始在家种花（仙客来、白晶菊）。

- 吃法：大块蔬菜汤
- 调味：基本不调味
- 蔬菜：洋葱、胡萝卜、卷心菜、番茄和菌菇类（灰树花、金针菇等）

我有高血压家族病史，现在每天喝蔬菜汤，不吃药也能将收缩压保持在120 mmHg

H·K（化名） 神奈川县 84岁 女
喝汤时间 1年6个月

我每月会做两次自创的创意蔬菜汤，邀请朋友品尝。有一天，朋友对我说："在书上看到了和你做的一样的蔬菜汤。"这本书就是《惊人的蔬菜汤》，我十分欣喜，立刻购买了一本。

读过书后，我开始每次做3~4天量的蔬菜汤冷冻保存，每天喝2~3次。

没想到有一天，丈夫从楼梯上摔下来磕到脑袋受了重伤。手术治疗后，丈夫反复住院，我也不顾上煮什么蔬菜汤了。

我家原本就有高血压的家族病史，我的血压也不低。医生开了降压药，我必须依靠药物勉强预防心肌梗死。

我家是六姐妹，大姐91岁时过世，还剩5人健在。

我与同自己年龄最近的妹妹（78岁）每年碰面几次，有时是回老家扫墓，有时是出去唱歌或吃饭。

在聊到保健话题时，我向妹妹介绍了《惊人的蔬菜汤》一书。妹妹的丈夫去世了，她也苦恼于高血压等健康问题，正在就医。听了我的介绍，她马上开始尝试午餐喝蔬菜汤。喝汤后，原先150 mmHg左右的收缩压下降了（收缩压的正常数值是140 mmHg以下），听说现在稳定在120 mmHg左右。妹妹说，希望尽可能不再依赖药物。

我因为丈夫的反复住院与护理，无暇顾及煮汤，但也时不时地抽空做一些喝。

食材选用每个季节的时令蔬菜，叶菜、根茎类蔬菜与其他菜用剩下的边角料都可以。时间富余时，耐心煮汤很有乐趣。但疲于护理后，总是抽不出时间煮。我真希望能早点再次享受做蔬菜汤的乐趣。

- **吃法**：大块蔬菜汤
- **调味**：基本不调味，偶尔会做成味噌汤、咖喱或奶汁炖菜
- **蔬菜**：叶菜、胡萝卜、卷心菜、白萝卜、红薯，以及其他时令蔬菜

我因糖尿病深受折磨，
通过蔬菜汤和服药稳定病情

K・H（化名）　滋贺县 70岁 男
喝汤时间 1年6个月

　　3年前，我因糖尿病住院，至今仍需要定期复查。现在每天都要注射胰岛素，十分恼人。凡是有益健康的办法我都愿意尝试，喝蔬菜汤便是其中之一。

　　现在，我的血糖已经稳定。便秘也得到了改善，每天排便顺畅，体重也稳定了。我认为能有现在的身体状态，蔬菜汤功不可没。

　　我家有菜地，自己种植蔬菜，总能吃到新鲜的蔬菜。

・吃法：大块蔬菜汤

・调味：高汤块

・蔬菜：① 洋葱、胡萝卜、卷心菜、西蓝花

　　　　② 洋葱、土豆、西蓝花

　　　　有时还会加入培根或牛肉

胆固醇高　便秘

喝蔬菜汤后胆固醇值恢复正常，排便也更顺畅了

S·T（化名）　爱知县 76岁 女

喝汤时间 3年

　　我希望将低密度胆固醇值改善到参考值范围内，读过《惊人的蔬菜汤》后，我每天早上都会喝蔬菜汤，每次1杯（约150 ml）。半年后的体检中，血脂检查的结果明显好转。1年后的今年终于达到了正常值。而且喝汤后排便顺畅，身体感觉十分良好。

　　蔬菜汤每4天做1次。做汤时注意尽可能多用一些蔬菜，一般选用10种左右。每天早上的蔬菜汤成了我不可或缺的日课。

- 吃法：**大块蔬菜汤**
- 调味：**搭配八丁味噌与米曲味噌**
- 蔬菜：**洋葱、胡萝卜、南瓜、卷心菜、土豆、小番茄、西洋菜、水芹、白萝卜（根叶全用）、白菜、韭菜、芹菜、菠菜、小松菜、冬瓜、蟹味菇、金针菇、灰树花、百合、芝麻菜、生姜等中选用约10种。再搭配罐头金枪鱼、海带、高汤鱼干、干香菇等**

排便顺畅，皮肤状态良好，还成功减重2 kg

K·M（化名）　兵库县 42岁 女
喝汤时间 1年

年龄增长后，我感到自己的身体每况愈下，体检时常会查出各种小毛病。在网上检索提高免疫力的方法时，偶然发现了《惊人的蔬菜汤》。读完书，我开始每天煮汤喝，不知不觉1年过去了。

养成喝蔬菜汤的习惯后，我切实感受到了身体的改变。排便顺畅了，皮肤变好了，还成功减重2 kg。

蔬菜汤简单快手，今后一定能长期坚持。

- 吃法：大块蔬菜汤
- 调味：无添加高汤滤包
- 蔬菜：洋葱、胡萝卜、卷心菜、小松菜

充分摄入蔬菜，缓解便秘，糖尿病症状也有所改善

山本阳子　熊本县 75岁 女
喝汤时间 1年

　　我正在接受糖尿病的治疗。《惊人的蔬菜汤》是96岁高龄的插花老师送给我的，老师介绍说她自己正在实践。

　　我用各种叶菜和根茎菜煮汤，一日三餐都喝汤。因为这碗汤，我的便秘得到了改善，摄入大量蔬菜很有饱腹感，食量也减小了。我想，这对糖尿病的治疗一定会有所帮助。

　　蔬菜用橄榄油炒过后再煮会更美味。

　　最近，老师在教我做味噌。虽然有些费时，不过可以做成汤料多多的味噌汤，与蔬菜汤轮换着喝。

- 吃法：大块蔬菜汤
- 调味：高汤块少许
- 蔬菜：洋葱、胡萝卜、卷心菜和南瓜

86

蔬菜汤能改变体质！
胃病大大改善，身心都轻松多了

T·E（化名）　静冈县 74岁 女
喝汤时间 3年

　　我的父亲因罹患胰腺癌，57岁就去世了。那之后，我每天都在想，自己可能也会在某一天迎来这样的结局。为此，我非常重视疾病预防，比他人更注重健康。然而在10年前，我的身体状况变得十分糟糕。

　　尤其让我烦恼的是胃病。我思虑很重，又爱吃油炸食品和冷饮。以前一天要软便5~6次，整天全身无力，脸色也十分糟糕。有好几年，我每周都需要去医院打针。

　　然而，与前田浩老师的《惊人的蔬菜汤》的相遇改变了我的人生。慢慢地，我摆脱了旷日持久的身体不适。开始喝蔬菜汤半年后，胃痛、便秘都好了，身心轻松多了。

　　从这段经历中，我学到了想要不得病，关键是要"改变体质"。

　　人为了生存而进食。饮食方式会改变体质。很多人认为得了病吃药，就可以治好。但在我看来，改善饮食才能真正治本。应该通过饮食去打造不会生病的身体。蔬菜汤就非常适合用于改善体质。

我会在早餐与晚餐前空腹时喝汤，一天至少喝200 ml。晚上外出吃饭，也会先喝100 ml汤再出门。

我家有一片菜园。因为亲身体验了蔬菜汤对身体的改善，种菜也更有干劲了。

- 吃法：蔬菜浓汤
- 调味：不调味，享受原味
- 蔬菜：使用8~9种时令蔬菜。必用蔬菜有洋葱、胡萝卜、南瓜。夏天也会放苦瓜。除了前面介绍的食材还会用到小松菜、王菜、牛蒡、茄子、蟹味菇等。挑选蔬菜时注意选择根茎菜、叶菜与果实。比如，洋葱、胡萝卜、白萝卜叶、番茄和南瓜等

蔬菜汤能调节肠道环境，
让头发比年轻时更强韧、更黑亮

辰野谦二　奈良县 64岁 男
喝汤时间 1年5个月

喝蔬菜汤后我排便顺畅，每天早晨都会排便。大便呈浅黄褐色，我想自己的肠道菌群应该是双歧杆菌与乳酸菌等益生菌占优势的菌群。

这都是蔬菜汤中的膳食纤维的功劳。

另外，我变得不容易感冒，头发也好像返老还童一般。现在快65岁了，我的头发相较于同龄人看起来更黑，发量也没有减少，发丝比年轻时更粗壮强韧。

做蔬菜汤时，我一定会放入卷心菜等叶菜与胡萝卜等根茎类蔬菜。

我做蔬菜汤不调味，习惯清淡的口味，这样还有助于减少食盐的摄入量。虽然汤没调味，但我花了不少心思为汤加料。我会将酸奶、大豆饮料、低聚果糖、米醋等混合调制成饮品。

我将这种自制饮品与蔬菜汤以1：3的比例混合，每次喝300~500 ml。这样不仅味道好，还有助于调节肠道环境。

如果蔬菜汤能大规模普及，大家都选购当地出产的蔬菜来做汤，还有助于振兴地方经济，提高农产品的自给率。

顺带一提，蔬菜汤是我自己动手煮的。妻子嫌我做的汤不好喝，不愿意喝，但我喝着还挺美味的……

- · **吃法：** 蔬菜浓汤
- · **调味：** 不调味，享受原味
- · **蔬菜：** 洋葱、胡萝卜、卷心菜、南瓜，并加入大豆、酸奶等各种食材

早上喝蔬菜汤，
感觉保健效果持续一整天！
让我身体健康，不易患感冒

K・A（化名）　东京 77岁 女

喝汤时间 1年3个月

　　能美味地摄入大量蔬菜的优点吸引了我，于是我购买了《惊人的蔬菜汤》一书。尝试蔬菜汤生活后，我发现这种吃法能轻松摄入1天份的蔬菜，饮食变得丰富，让人满足。我甚至感觉，早上喝汤（180~200 ml），保健效果能持续一整天。

　　我早餐的主食是面包，如果想以其他方式吃够这么多蔬菜，实在太费时费力。而蔬菜汤不仅做法简单，味道也好，便于长期坚持。

　　当然也有偶尔感到麻烦的时候，不过坚持1年每天喝汤让我的身体变得更健康，几乎不得感冒。偶尔感到有些感冒的症状，最终也不会发展成真正的感冒。过去我很容易感冒，一旦感冒还不容易痊愈。

　　丈夫也很爱喝蔬菜汤，说喝了以后排便顺畅。血糖值也得到了控制。

丈夫虽然不讨厌吃蔬菜，但对他来说，一次性吃足够多的蔬菜似乎有一定的难度。

不过，做成蔬菜汤，一次吃大量蔬菜的难度大大降低。丈夫不喜欢吃西蓝花，煮成汤后也能轻松吃下，真是太好了！

丈夫说"能轻松吃下大量蔬菜，味道也不错，真是太好了"，还称赞"蔬菜汤还能预防癌症，效果真惊人"。

我会提前做好蔬菜汤，第1次吃大块蔬菜汤，之后再用搅拌机打成蔬菜浓汤。分出2~3次的量冷藏保存，剩下的分装后冷冻保存。

现在我已经坚持喝蔬菜汤1年3个月了，真想好好夸奖坚持到现在的自己。闲置的搅拌机也有了用武之地。

> ·**吃法**：大块蔬菜汤与蔬菜浓汤
> ·**调味**：我会加少许盐与黑胡椒粉，丈夫只加黑胡椒粉
> ·**蔬菜**：用任何蔬菜煮出来都很美味，不过洋葱、胡萝卜、卷心菜、南瓜、番茄和芹菜——这一组食材是我最喜欢的！最后还会撒上切碎的干欧芹。欧芹一般会烘干后装入瓶中保存

喝蔬菜汤能滋养身体！
我不再服用便秘药，脸色也白净了

F·H（化名）　大阪 76岁 女
喝汤时间 1年6个月

我与丈夫已经76岁了，为了自己的健康与过敏体质的儿子，我们开始尝试蔬菜汤。我很喜欢做菜，读过前田浩老师的书后，自己做了多种尝试。

过去，我有时需要服用市售的便秘药。喝了蔬菜汤后就不需要服药了。我每月1次去定点医院接受体检，验血结果没有任何异常，太让人欣喜了。不知道是不是心理作用，我感觉自己的脸色也白净了。儿子的过敏体质也有所好转。

- 吃法：大块蔬菜汤与蔬菜浓汤
- 调味：基本不调味，有时会放生姜，或做成味噌汤
- 蔬菜：在热好的蔬菜浓汤中加入对半切开的小番茄一起享用。感觉身体得到了滋养

蔬菜汤改善严重便秘，
丈夫能够自然排便

N・Y（化名）　爱知县 72岁 女
喝汤时间 2年

当丈夫深受便秘之苦时，我偶尔在杂志上看到了蔬菜汤的介绍，便买了前田浩老师的著作。

当时，如果放任不管，丈夫的便秘会更严重，出现"完全无法排便"的情况。喝汤后，逐渐能够"时不时地自然排便"。

除了喝汤，我们也在其他方面下了许多功夫。我想丈夫便秘问题的改善是综合作用的结果。不过，我家的蔬菜汤每天两次，早晚都喝，它的功劳一定不小。

为了让丈夫喜欢喝汤并长期坚持，我主要选用了适口性好的南瓜、洋葱和胡萝卜。

- 吃法：大块蔬菜汤
- 调味：中号锅（直径24 cm、深10 cm）加水到八分满，放入盐1小勺，黑胡椒粉少许
- 蔬菜：洋葱、胡萝卜、南瓜和生姜

将蔬果汁换成蔬菜汤，
肠胃不适得到明显改善

S·Y（化名）　东京 84岁 女

喝汤时间　1年6个月

　　我每天喝两次蔬菜汤，早晚各一次。开始喝汤后，肠胃状况明显改善，我觉得应该是至今为止的最佳状态。过去，我长期喝蔬果汁，可肠胃却没有改善。改为坚持喝蔬菜汤后，短短几周就出现令人难以置信的好转。

　　蔬菜汤我会一次煮10天的量，然后分装并冷冻保存。

　　我也向许多人推荐过蔬菜汤，但没有人长期坚持，真是不可思议。也许大家认为吃医生开的处方药更好吧。

・吃法：蔬菜浓汤
・调味：加入少量的甜酒、乳酸菌饮料、醋、苹果醋、番茄汁
・蔬菜：洋葱、胡萝卜、牛蒡，以及时令绿叶菜

肥胖 **过敏**

不仅我瘦身成功，能穿上过去的衣服了，讨厌蔬菜的孙子过敏情况也得到改善

O·H（化名）　京都 69岁 女
喝汤时间 1年2个月

　　我有些肥胖，希望能变得瘦一些，因此开始尝试蔬菜汤。汤做成浓汤形式，在早餐和下午茶时各喝200 ml。坚持喝汤1年后，我减重5 kg，过去的衣服又能穿了。

　　做成浓汤后，讨厌蔬菜的两个孙子也爱喝。他们不喜欢生蔬菜的口感，味噌汤中的蔬菜切得不如意也不愿意吃。不过做成浓汤、咖喱或奶汁炖菜等浓稠的菜品就爱吃了。

　　孙子是过敏体质，喝了蔬菜汤后，皮肤干燥起皮和瘙痒都缓解了。

- **吃法**：蔬菜浓汤
- **调味**：偶尔会加一些蜂蜜
- **蔬菜**：番茄、芹菜、小松菜、苹果、香蕉和牛油果

感冒　衰老

相比同龄女性，
坚持喝蔬菜汤的我明显
精力更充沛

S·S（化名）　东京 46岁 女

喝汤时间 3年

　　年过40后，我明显感觉到了代谢水平的下降，思考重新调整自己的饮食。这时碰巧在书店里看到了前田浩老师的《惊人的蔬菜汤》。

　　我以往看重生蔬菜中的生物酶，不怎么吃煮熟的蔬菜。读了这本书才知道，原来煮成汤能更有效地吸收蔬菜的营养，这让我十分吃惊。

　　前田浩老师介绍的做法相当省时省力，下班回家晚了也能轻松制作享用，非常方便。

　　我会一次用水1.5 L，做6份，提前做好。汤不调味，我已经习惯了蔬菜本身的味道。现在无须调味也觉得好喝。

　　其他菜肴中剩余的蔬菜外皮和边角料也一起放入，用作汤料，所以做蔬菜汤不会产生厨余垃圾。

　　现在，我每天晚餐都会喝250 ml的蔬菜汤，已经坚持3年了。

　　我原本就比较健康，这30年来从没看过内科，也不得感冒。相比同龄女性，我明显精力更充沛，虽然没有运动，但也没有发胖。接下来将迎来更年期，但我对更年期症状没有丝毫的不安。

与同龄人聚会时，身体不适常会成为共同的话题。但我一聊到这个就跟不上大家的节奏了。

· **吃法**：大块蔬菜汤
· **调味**：不调味，享受原味
· **蔬菜**：胡萝卜、卷心菜、南瓜、西蓝花（洋葱吃了会腹胀，所以用西蓝花代替）

感动于蔬菜汤的力量！
它让我排便顺畅，皮肤光滑，
不再感冒，整个人元气满满

Y·M（化名）　大阪 51岁 女
（喝汤时间）1年2个月

　　我开始喝蔬菜汤的契机是参加讲座时听了前田浩老师的介绍。尝试后发现，身体状态大为改善，保健效果令人震惊。

　　开始喝汤后，清晨我开始因便意而苏醒。在固定时间感到便意后，我不再需要闹钟。

　　还有，过去下班回到家，吃过晚饭便会感到十分疲劳，忍不住开始打瞌睡。我以为是上了年纪，难免精力不济。常喝蔬菜汤后，疲劳与全身无力大大减轻。我不再打瞌睡了。

　　不知不觉间，全身的皮肤变得光滑，无须涂润肤霜。至今，我已坚持喝汤1年多了。我的喉咙不太好，以往每年冬天都会感冒，喉咙肿痛。开始喝蔬菜汤后，我没再感冒过，喉咙也没再肿过。这是过去从未有过的。蔬菜真了不起！蔬菜汤的力量令我感动。

　　现在，每年秋冬的病毒感染总是令人不安，但我相信蔬菜的抗氧化能力以及增强免疫力的效果，确信自己不会感染，即便感染了也不会发展为重症。

蔬菜汤制作简便，能一次摄入多种蔬菜，这就是我能坚持至今的最大原因。真的太方便了！

过去不怎么爱吃的蔬菜，煮成汤后也能轻松入口。比如，我不喜欢吃山药，以前几乎一口不吃。过去，我也不知道南瓜竟如此美味。

如果不去参加前田老师的讲座，我现在一定无法吃这么多蔬菜。果然，人的身体是由吃下的食物构成的。

- 吃法：大块蔬菜汤
- 调味：海带、木鱼花高汤
- 蔬菜：洋葱、胡萝卜、南瓜、香菇（以上为必放蔬菜）。此外，就随心情放。山药、西蓝花、红薯、卷心菜、蟹味菇等。最少使用4种，一般会用到6种以上。蔬菜种类多味道更好，高汤料也可以少放些

缓解疲劳，促进排便，
能轻松制作，
不擅长做饭也没关系

H·Y（化名）　茨城县 63岁 男
喝汤时间 5年

蔬菜汤过去都是妻子做给我喝，但不是每天做。对此，我从未质疑，从没想过去问问她，为什么做蔬菜汤。

读了前田浩老师的书，我了解到蔬菜汤背后的科学依据，下定决心"以后每天都要实践"。因为喝蔬菜汤，疲劳缓解了，排便也更加通畅。

汤做起来很简单，我不再总是劳烦妻子，有时也会自己动手。虽然成品的味道比不上妻子的手艺，但只需洗菜、水煮的简单操作是我能坚持下来的主要原因。

菜也种得更有干劲了。从地里收获蔬菜，用刀切好，这些工作对我而言都十分新鲜有趣。

· 吃法：大块蔬菜汤
· 调味：高汤块、盐少许
· 蔬菜：胡萝卜、卷心菜、白萝卜

肩颈僵硬　睡眠不足　便秘　感冒　脚底粗糙

晚上睡得着了，肩颈僵硬缓解了，脚底粗糙起皮也改善了

A·E（化名）　岛根县 74岁 女

喝汤时间 1年5个月

　　我不爱读书，但《惊人的蔬菜汤》非常吸引人，我如饥似渴地读完后，就开始实践。

　　结果让人惊喜，开始喝蔬菜汤后，我不再感冒，便秘改善，肩颈僵硬缓解。晚上也睡得着了。除此之外，足底的干燥粗糙似乎也有所好转。我推荐给朋友，他们的反馈也都很喜人。

　　我会用5~6种蔬菜，做成浓汤，每天早晨一定会喝一杯。偶尔在晚餐前也会喝。坚持就是力量。

・吃法：**蔬菜浓汤**

・调味：**不调味**

・蔬菜：**洋葱、胡萝卜、南瓜、卷心菜、白菜、大葱、韭菜、白萝卜、红薯、土豆、大蒜、生姜。选择当时手头有的5~6种蔬菜煮汤，有时也会放水果**

身体不适时，
喝蔬菜汤就能改善身体状态

O·K（化名）　东京 47岁 女

喝汤时间 2年

以往是为年事已高的父母煮蔬菜汤。读了前田浩老师的书后，我决定今后自己也要喝蔬菜汤。因为我了解到蔬菜汤对于保持身体健康十分重要。

蔬菜汤能温暖身体，感到不适时也能轻松入口，喝了汤身体不适很快就能缓解。从婴儿到老人，希望更多的人受益于这道能轻松摄入营养的汤。

每次都喝同样的汤容易腻，我会一次性做几种不同的汤冷冻起来。今后也会一边享受蔬菜汤的乐趣，一边坚持煮汤。

- 吃法：蔬菜浓汤
- 调味：盐、黑胡椒粉、高汤颗粒
- 蔬菜：① 洋葱、南瓜
　　　　② 洋葱、胡萝卜、土豆

制作轻松，
目标是清空冰箱里的蔬菜

H·M（化名）　岐阜县 70岁 女

喝汤时间 2年

我的身体没什么问题，尝试煮蔬菜汤只是为了促进健康。做汤时，我不会仔细考虑用什么蔬菜，而是充分利用冰箱中现成的蔬菜。

如果认定汤里必须放某种菜，反而会让人坚持不下来。所以我没有限定蔬菜的种类，做得十分轻松随意。平时做菜常有用剩的蔬菜，做蔬菜汤也是为了物尽其用。

我还把《惊人的蔬菜汤》作为礼物送给身患癌症的亲友们，收到了他们身体状态得到改善的反馈。

- ·吃法：大块蔬菜汤
- ·调味：海带、高汤颗粒
- ·蔬菜：洋葱、胡萝卜、卷心菜、南瓜和菌菇类等冰箱中现成的蔬菜

蔬菜汤是非常好的简单料理，做起来乐趣多多，味道非常好

S·T（化名）　广岛县 74岁 男
喝汤时间 2年6个月

　　我结束了在东京的白领工作，来到广岛务农已经十年了。我原本就喜欢吃蔬菜，于是自己动手，种植多种蔬菜，现在可以尽情地享用蔬菜了。

　　蔬菜汤是最棒的简单料理。

　　读了前田浩老师的《惊人的蔬菜汤》，发现这种烹饪手法只需要一口锅，把自家菜地收获的蔬菜随意放入一煮即成。真是太适合自己了！

　　我每次用大锅煮一周的蔬菜汤，真的非常方便又美味！

　　我煮汤一般有两种方法。

　　·煮开后转小火，慢炖1小时至软烂。

　　·煮开后转中小火煮约10分钟。享受普通的美味菜汤。

　　慢炖虽然花时间，但做起来很有乐趣。不论哪一种做法，都十分美味。

　　一开始只有我一人煮汤，后来妻子接手，做得非常好喝。妻子有时还会做成浓汤，繁忙时我们会轮流做汤。

我每天喝两次蔬菜汤，坚持两年半不曾间断。现在排便通畅，身体状态良好，饮食成了一桩乐事，有时还得注意别吃得太多。

我家种有20多种蔬菜，做汤可以随意使用。这样的"奢侈"是身居大都市享受不到的。

- 吃法：大块蔬菜汤
- 调味：基本不调味，偶尔放小鱼干或味噌
- 蔬菜：洋葱、胡萝卜、卷心菜、南瓜、土豆、秋葵、帝王菜、茄子、番茄、青椒、韭菜、白萝卜、牛蒡、蜂斗菜、艾蒿等。任意时令蔬菜均可入汤（放7~8种食材）。还可以加入切块的高汤海带

喝蔬菜汤让我成功减重，体力也变好了！儿子的过敏症也得到改善

○·I（化名）　爱知县 76岁 女
喝汤时间 3年

开始喝蔬菜汤后，我的体重慢慢下降，走路都轻松了。多亏了蔬菜汤，我可以长时间步行了。

最近，我让儿子也开始喝蔬菜汤。他刚与我同住不久，是过敏体质。我们每天喝不加调味的汤。现在他的过敏体质似乎有所好转。儿子一人住时会喝蔬果汁，但应该未能每天摄入足量的蔬菜。

我一天中大部分时间都在厨房里忙。这是我最能感到幸福的时光。我深知能尽情享用心爱美味的幸福，还向来我家做客的朋友与女儿的朋友们宣传蔬菜汤，教他们烹饪手法。

蔬菜汤每天煮，每天喝。最近还会在汤中放入小块的干瑶柱或小块高汤海带。加入生姜和大蒜可以温暖身体，放一些小豆或大豆也很不错。有时，在煮汤的同时还会顺带烤一些司康饼。

我的座右铭是"健康源自饮食"。平时做菜喜欢钻研。

大家都说我是为了享受生活的乐趣而烹饪。今后我也会继续坚持煮蔬菜汤。

- 吃法：大块蔬菜汤与蔬菜浓汤
- 调味：基本不调味，偶尔放1粒日式梅干
- 蔬菜：洋葱、胡萝卜、卷心菜、红彩椒、南瓜、茄子、青菜、杏鲍菇。看冰箱里有什么菜就往汤里放。大蒜和生姜也是常用食材

蔬菜汤是适合99岁母亲的护理餐！软便改善，无须服药

黑田洋子　德岛县 76岁 女
喝汤时间 1年5个月

　　我负责看护99岁的母亲，没有汤汤水水，母亲无法进食。为了让母亲吃得下饭，我在护理餐上下了很大的功夫。蔬菜汤就是其中一环。随着身体的衰老，进食会变得越来越困难。开始喝蔬菜汤后，母亲的软便问题得到了改善。

　　食材中，值得一提的是"干金针菇"。某电视节目介绍说金针菇干燥后，具有强化骨骼功效的维生素D含量会翻倍，所以我尝试让母亲吃。

　　干金针菇做法简单，只需把金针菇摊开放在竹筐中，在避雨通风的地方晾晒两天（阴天也无妨）。之后，为了彻底去除水分，放入平底锅小火干煎7~8分钟即可。这样处理后就能保存了。

　　除了蔬菜汤，我也会做味噌汤。

　　我家的早餐吃汤料多多的味噌汤。用小鱼干煮的味噌汤至今已喝了60多年。味噌用的是白味噌与米糠味噌1：1混合而成的混合味噌。味道醇厚鲜美。

现在，99岁的老母亲精力好时还会帮我处理小鱼干，摘去头和内脏后掰碎。

饮食是健康生活的组成部分。这样的饮食生活让人无须吃药。

· 吃法：蔬菜浓汤
· 调味：高汤颗粒、胡椒盐
· 蔬菜：①玉米浓汤（玉米、洋葱）
　　　　②干金针菇白色浓汤（洋葱、干金针菇、脱脂牛奶）

疫情时也做蔬菜汤，享受张弛有度的生活

古贺茑枝　熊本县 79岁 女

喝汤时间 2年8个月

2020年2月之前，我一直在医院的食堂里担任厨师，从业37年。期间，我不曾得病。在医院的工作中，我深切地认识到了饮食的重要性。

我坚持蔬菜汤的原因有三：方便，美味，能充分摄入蔬菜。我还学会了提前制作这招，很快就成了蔬菜汤的忠实粉丝。

因为疫情而居家工作期间，我愉快地煮着蔬菜汤，过着张弛有度的生活。慢慢地，我感到自己的身体活动起来更轻便。其他菜肴中用不上的蔬菜边角料也都在蔬菜汤中得到了充分的利用。

· 吃法：大块蔬菜汤

· 调味：日式、西式、胡椒盐

· 蔬菜：洋葱、胡萝卜、南瓜、白萝卜、红薯和土豆，今后还想尝试更多不同种类的蔬菜

97岁的母亲爱喝蔬菜浓汤，连夸好喝

铃木房子　新潟县 75岁 女
喝汤时间 2年

　　开始喝蔬菜汤是因为读了前田浩老师的书，了解到"蔬菜加热才能破坏细胞壁，释放出有效成分，从而清除活性氧"。

　　一直听说病人最好喝汤，但我不明白其中的原因。读了老师的书才了解到这背后的科学道理。

　　97岁的母亲爱喝蔬菜浓汤，还夸说："好喝！"这让我十分欣喜。我用手头有的蔬菜放入高压锅中煮汤，太方便了！以往丢弃的菜叶与茎部也得到了利用，这一点也让我十分满意。

- 吃法：大块蔬菜汤与蔬菜浓汤
- 调味：基本不调味，偶尔会放高汤块或酱油
- 蔬菜：家中现有的蔬菜

对于食量减小、牙口变差的 丈夫而言，蔬菜汤方便又轻松

N·H（化名）　岐阜县 80岁 女
喝汤时间 1年

丈夫患病后食量减小，牙口也变差了，以往我也会不时地以自己的方式煮汤给他喝。但我希望能做得更专业一些，寻找相关书籍时，在书店里发现了《惊人的蔬菜汤》。

读完书，我在做汤时注意尽量把菜煮软。吃过大块蔬菜汤后，第二天一早将剩余的菜与汤用搅拌机打成浓汤喝。做菜轻松多了。

- 吃法：大块蔬菜汤与蔬菜浓汤
- 调味：高汤块、黑胡椒粉，有时也做成清淡的味噌汤
- 蔬菜：洋葱、胡萝卜、南瓜、卷心菜。汤里加入肉丸时还会加入白菜、芜菁、胡萝卜、口蘑和西蓝花

第 **4** 章

喝蔬菜汤改善亚健康，
保护身体，预防癌症等
各种生活方式病

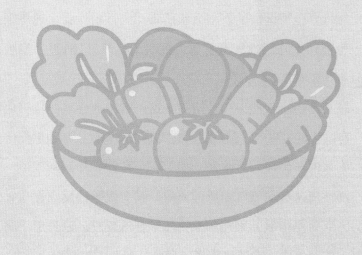

使细胞与遗传因子被氧化的活性氧
是加速衰老、导致疾病发生的原因

活性氧引发细胞氧化加速衰老，乃万病之源

接下来详细介绍的活性氧，是与感染病、衰老、癌症、动脉硬化、糖尿病、心脏病、原发性高血压、过敏性皮炎、阿尔茨海默病等约九成的疾病都有关联的物质。（参考下页图片）

在世界范围肆虐的新型冠状病毒感染性疾病会出现危重病例，也被认为与活性氧有着重大关联（参考第161页"细胞因子风暴"示意图）。

蔬菜汤中富含能中和（清除）这一有毒活性氧的抗氧化物质，有助于延缓衰老、预防生活方式病和感染性疾病的重症化。

先来说一说何为活性氧，以及活性氧会带来哪些危害。

活性氧是普通氧气变质形成的，具有极强的反应性与氧化能力。氧化是指氧元素与其他物质结合的反应。铁长期暴露在含氧气的空气中，会锈迹斑斑，变酥、变脆。这就是氧化。

活性氧的生成原因与活性氧相关的疾病

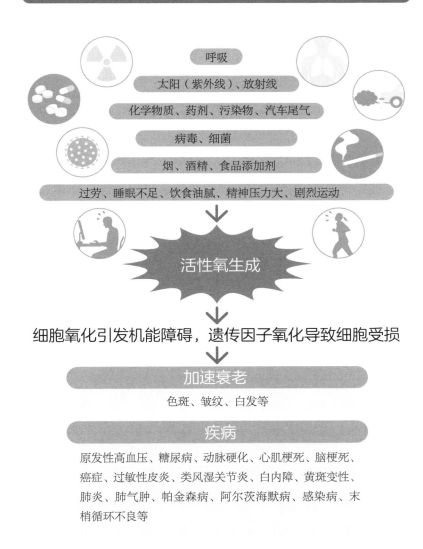

呼吸

太阳（紫外线）、放射线

化学物质、药剂、污染物、汽车尾气

病毒、细菌

烟、酒精、食品添加剂

过劳、睡眠不足、饮食油腻、精神压力大、剧烈运动

活性氧生成

细胞氧化引发机能障碍，遗传因子氧化导致细胞受损

加速衰老

色斑、皱纹、白发等

疾病

原发性高血压、糖尿病、动脉硬化、心肌梗死、脑梗死、癌症、过敏性皮炎、类风湿关节炎、白内障、黄斑变性、肺炎、肺气肿、帕金森病、阿尔茨海默病、感染病、末梢循环不良等

活性氧如同一把双刃剑。强大的氧化能力可以杀死侵入身体的病毒与细菌，并将它们排出体外，有着重要的作用，然而，如果活性氧过量增加也会带来危害。因为活性氧会氧化细胞膜与细胞中的遗传因子，对它们造成伤害。

比如，活性氧会与具有扩张血管作用的一氧化氮（NO）发生反应，使血管收缩，引发高血压。

在病毒性胰腺炎中，胰腺的β细胞遭到破坏，阻碍了能够将葡萄糖吸收进细胞的胰岛素的分泌，从而引发糖尿病。

另外，血液中的低密度胆固醇经氧化，会形成脂质过氧化物，损伤血管，导致动脉硬化，增加心肌梗死与脑梗死的风险。

脂质过氧化物是活性氧氧化体内脂肪形成的有毒物质，研究表明其不仅会伤害细胞，还会加速皮肤衰老，引发色斑与皱纹，更有可能引发阿尔茨海默病。而且脂质过氧化物寿命较长，会移动到距离生成处较远的部位。

☕ 活性氧导致癌症的发生与恶化

癌症的发病也与活性氧有着密切的关联。

体内会进行新陈代谢，新老细胞不断更替。老细胞中的遗传因子信息会精准地复制到新生细胞中。

然而，活性氧会造成细胞中遗传因子受损，引发遗传因子的复制错误，产生变异细胞。这正是癌症的萌芽。

每天会有数千个细胞出现遗传因子的异常。不过，人体有一种名为"凋亡"的机制，会识别出异常细胞并将之清除。在这一机制的作用下，被清除的细胞会自然死亡。有了这一机制，癌细胞通常会被免疫系统识别，癌症也就被掐灭在萌芽阶段。然而，免疫力因年龄增长等原因下降后，有时会无法将癌症扼杀在萌芽阶段，进而使其发展为真正的癌症。

癌症会经过以下三个阶段，逐步恶化。

第一阶段　启动（Initiation）

炎症、烟、尾气等致癌物质，以及病毒、紫外线等因素产生活性氧，造成遗传因子复制错误，出现癌症萌芽。

第二阶段　促动（Promotion）

致癌物质、引发炎症的物质以及过量的激素成为导致癌症恶化的物质。在它们的作用下，处于萌芽阶段的肿瘤细胞开始分裂、增殖。活性氧与引发炎症的物质是强力的致癌物质。

这一阶段细胞进入准癌症状态，开始具有永生性[1]。但这时还不具备癌症的恶性性质（转移、异常增殖等）。

1　细胞的永生性：癌细胞与正常细胞不同，可以一直存活。它不会在衰老后自然凋亡，而是保持永生，最终逐步转变为癌症。

第三阶段　进展（Progression）

逃过免疫系统制裁的肿瘤细胞，在持续增殖中变异为恶性度更高的癌细胞。这一阶段中，活性氧也是引发炎症的物质，促进了癌细胞的增殖。

在癌症从发生到恶化的三个阶段中，抗氧化物质植化素都能发挥作用（参考第123页）。

蔬菜汤能抵御活性氧，预防各种疾病

人无法完全摆脱活性氧。因为在吸入身体的氧气中，约有2%会在体内转化为活性氧。

此外研究结果表明，炎症、紫外线、辐射、电磁波、食品添加剂、环境污染物、烟、精神压力大和病毒感染等都会促使体内产生活性氧。保护身体的免疫反应也会产生活性氧。

对此，我们的身体具备生成清除活性氧的抗氧化物质的能力，以防止细胞被氧化。

清除活性氧的物质被称为"人体清道夫（Scavenger）"。其中最广为人知的是一种名为SOD（超氧化物歧化酶）的活性酶。

在理想的情况下，对于一定量的活性氧，机体会产生相应量的"活性氧清道夫"，两者应保持平衡。

可实际情况是，随着年龄的增长，抗氧化能力与免疫力不断

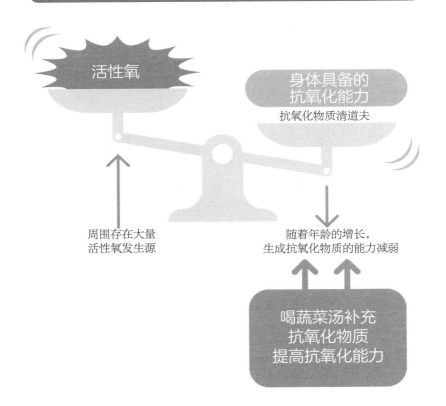

想要避免活性氧的危害，
方便有效的方法就是喝蔬菜汤

活性氧

身体具备的
抗氧化能力

抗氧化物质清道夫

周围存在大量
活性氧发生源

随着年龄的增长，
生成抗氧化物质的能力减弱

喝蔬菜汤补充
抗氧化物质
提高抗氧化能力

下降，而身边又存在大量活性氧的发生源（参考第117页）。

一旦无法靠自身能力清除活性氧，细胞就会持续被氧化，从而使人体加速衰老，容易患病。

喝蔬菜汤是抵御来自活性氧的攻击、保护身体的好方法。下一节中，将为大家介绍蔬菜所富含的抗氧化物质。

蔬菜是膳食纤维等抗氧化
物质的宝库

蔬菜中含有多种多样的抗氧化物质

蔬菜中含有多种多样的抗氧化物质。将蔬菜煮成汤后，多种抗氧化物质溶入汤中，人通过喝汤就能强化自身的抗氧化能力。本节介绍具有代表性的抗氧化物质——植化素、维生素与谷胱甘肽（参考下一页）。

·植化素

植化素是植物为保护自己，抵御紫外线、害虫、霉菌与细菌等的威胁，而生成的化学物质的总称。

植物的芳香、色泽、涩味、苦味、浮沫等成分，与蛋白质、碳水化合物等一般的营养素有着完全不同的功效。植化素

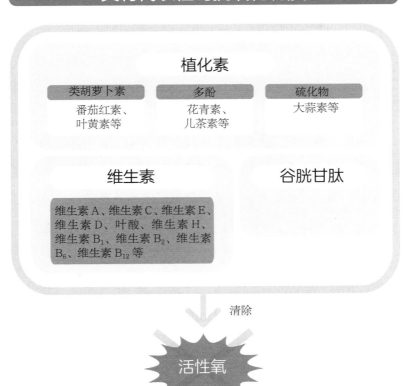

蔬菜中富含能清除活性氧的
具有代表性的抗氧化物质

植化素

类胡萝卜素
番茄红素、
叶黄素等

多酚
花青素、
儿茶素等

硫化物
大蒜素等

维生素

维生素 A、维生素 C、维生素 E、
维生素 D、叶酸、维生素 H、
维生素 B_1、维生素 B_2、维生素
B_6、维生素 B_{12} 等

谷胱甘肽

清除

活性氧

多达1万多种，九成都在蔬菜、水果等植物性食品中。

　　植化素尤其值得一提的功效，是其超强的抗氧化能力。

　　植物全年暴露在紫外线下。如果人持续接受与植物等量的紫外线照射，毫无疑问会增加白内障、癌症的发病风险。但植物不会得癌症。这是因为植物会生成植化素，清除活性氧。

人类无法生成植化素，必须通过饮食摄入。在常见的蔬菜中就含有大量的植化素。

植化素有如下几种具有代表性的成分。

· 类胡萝卜素

红色、黄色和橙色的色素成分。有很强的抗氧化作用，不仅能抑制癌症等生活方式病，还具有预防色斑、保持眼部健康的效果，番茄、胡萝卜、南瓜、菠菜、西蓝花等黄绿色蔬菜都富含这一成分。

· 多酚

黄色色素成分，可发挥强劲的抗氧化能力。洋葱中的槲皮素、蓝莓与红葡萄酒中的花青素、绿茶中的儿茶素、蔬菜中的黄酮类物质是具有代表性的多酚。

· 硫化物

大蒜中的大蒜素具有很强的抗氧化作用，对癌症有预防效果。大蒜与洋葱中的烯丙基化硫则因具有降低血液黏稠度的效果而广为人知。

・维生素

蔬菜和水果富含维生素，能发挥优异的抗氧化作用。比如，胡萝卜与南瓜富含 β-胡萝卜素，进入人体后转化为维生素A，能与维生素E一起抑制细胞膜与血液中脂肪的氧化。

维生素E又被称为生育酚，能清除有害的脂质过氧化物。在反应中，维生素E会转化为与活性氧具有相同作用的生育酚自由基，但可通过维生素C的作用恢复抗氧化能力。

维生素A、维生素E与维生素C这三种维生素合称抗氧化维生素的王牌，不仅能单独发挥作用，还能与其他的维生素与植化素相互配合，提高保健效果。

・谷胱甘肽

谷胱甘肽是一种含硫的物质，能清除活性氧中有害的脂质过氧化物，预防癌症与炎症。因其具有强劲的抗氧化能力，会作为药品用于治疗慢性炎症（慢性肝炎、皮炎、口腔溃疡）、白内障、动脉硬化等疾病。

人体内也能自行生成谷胱甘肽，但生成量会随着年龄的增长不断减少。请喝些蔬菜汤补充谷胱甘肽吧。黄绿色蔬菜中欧芹、菠菜、西蓝花富含这一成分，青椒、花椰菜、土豆中也含有谷胱甘肽。

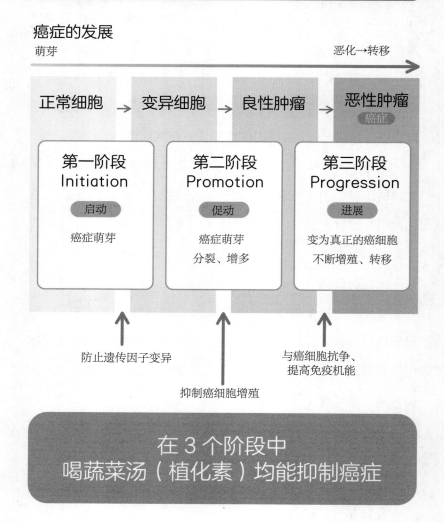

発挥防癌效果
蔬菜中所含植化素的作用

癌症的发展

萌芽   恶化→转移

正常细胞 → 变异细胞 → 良性肿瘤 → 恶性肿瘤
                                              癌症

第一阶段   第二阶段   第三阶段
Initiation   Promotion   Progression

启动   促动   进展

癌症萌芽   癌症萌芽   变为真正的癌细胞
                  分裂、增多   不断增殖、转移

防止遗传因子变异   与癌细胞抗争、
                                   提高免疫机能

        抑制癌细胞增殖

在３个阶段中
喝蔬菜汤（植化素）均能抑制癌症

☕ 在癌症的各阶段均能抑制活性氧

如前文所说，癌症发生和发展的3个阶段中，活性氧均参与其中。3个阶段分别是第一阶段（启动 Initiation）、第二阶段（促动 Promotion）、第三阶段（进展 Progression）。

其中，毒性最强的活性氧是"脂质过氧化物"。脂质过氧化物的寿命很长，可在数小时内一直不停地在体内循环，伺机侵入细胞膜，破坏遗传因子。脂质过氧化物与癌症从第2阶段恶化为第3阶段的过程密切相关。

换言之，若在癌症启动、促动与进展的各阶段都能清除活性氧，就有可能抑制癌症。

我的团队通过实验证明，蔬菜汤不仅能清除有毒的脂质过氧化物，抑制遗传因子的损伤，还能有助于预防癌症的发生。

☕ 蔬菜汤中的膳食纤维能提高免疫力

蔬菜汤中，除了抗氧化物质，还有其他的有益成分，那就是膳食纤维。

蔬菜汤中的可溶性膳食纤维与不可溶性膳食纤维，都具有增加肠道益生菌的功效。益生菌增殖的效果可不仅限于改善肠道环境和促进排便。大量研究结果表明，保持益生菌在菌群中的优势地位，能提高免疫力。

此外，可溶性膳食纤维还能直接作用于白细胞，提高免疫力。

喝了蔬菜汤，强化了抗氧化能力与免疫力，不仅有助于预防癌症等生活方式病，还有着预防各种病毒感染性疾病的效果。

喝蔬菜汤，清除活性氧的
效果比吃沙拉提升10~100倍

加热是提取植化素的最佳方法

在预防疾病方面，多吃蔬菜、积极摄入植化素十分重要。然而，将蔬菜做成沙拉等直接生吃，并不能获取其中的植化素。

蔬菜中的植化素大多被锁在细胞内部，包裹细胞的细胞壁由坚固的膳食纤维——纤维素构成。想要获取植化素，必须先破坏细胞壁（参考下页图片）。

可人体的肠胃等消化器官中的消化酶无法消化纤维素。咀嚼蔬菜，切碎或用搅拌机打碎都无法破坏细胞壁。

因此，生吃蔬菜无法高效地摄入植化素。

实际上，生吃蔬菜后进行粪便检查，观察排出的大便会发

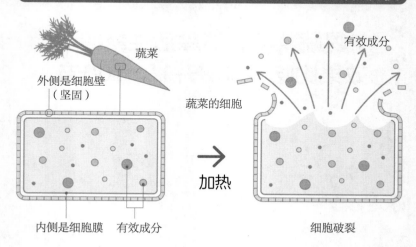

蔬菜的有效成分
不经过加热破坏蔬菜细胞壁，难以被身体吸收

蔬菜

外侧是细胞壁
（坚固）

蔬菜的细胞

有效成分

加热

内侧是细胞膜　有效成分　　　　　　　　　　细胞破裂

蔬菜的细胞有一层结构坚固的细胞壁，无法靠咀嚼破坏。

不过，只需在95~100℃的热水中煮约5分钟，细胞壁就会破裂，细胞内超过80%的成分会溶入煮制的汤中。

蔬菜经加热煮成汤，有效成分的吸收效率会大大提高。

现，蔬菜细胞未得到消化就被直接排出体外。

　　破坏坚固细胞壁最简便的方法就是加热蔬菜，煮成蔬菜汤。绝大多数蔬菜在煮5~10分钟后，细胞壁就会破裂，细胞内的有效成分会溶入汤中。

　　在我的研究团队的实验中，相比磨碎的生蔬菜，蔬菜煮5分钟所得汤中的抗氧化成分高出10~100倍。这意味着植化素已溶入汤中。

植化素耐高温，经过加热也不会失效。大量的黄酮类物质、多酚、类胡萝卜素会溶入汤中。不仅如此，汤中维生素与矿物质的含量也十分丰富。

这些溶入汤中的有效成分，会经肠道有效地被人体吸收，通过血液来到全身各处，发挥强劲的抗氧化能力。想要抵御活性氧，预防疾病，保护身体，喝蔬菜汤是比吃沙拉更优的选择。

加热不会造成维生素C的流失

在过去，人们往往会认为蔬菜在加热后，其中的维生素C会遭到破坏。其实，这一点大可不必担心。蔬菜加热后维生素会遭到破坏的结论，其实是使用纯维生素C进行加热实验得出的。将纯维生素C溶入水中，沸煮10~20分钟后，90%~100%的维生素C会遭氧化破坏，丧失营养价值。单一的维生素C确实不耐加热。

那么，加热蔬菜煮成蔬菜汤，其中的维生素C会发生怎样的变化呢？在蔬菜中所含的维生素E与植化素等各种抗氧化物质的综合作用下，维生素C会变得更稳定，不容易被破坏。

比如，将土豆放入沸水中煮30分钟，仍有60%的维生素C得以保留。而且维生素C会溶入蔬菜汤中，只要喝汤就不会浪费。

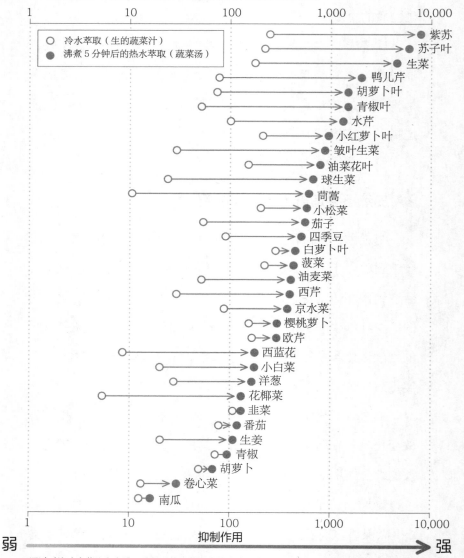

生蔬菜和蔬菜汤的抗氧化能力比较

蔬菜汤（熬出的汤）的抗氧化能力更强

○ 冷水萃取（生的蔬菜汁）
● 沸煮5分钟后的热水萃取（蔬菜汤）

紫苏
苏子叶
生菜
鸭儿芹
胡萝卜叶
青椒叶
水芹
小红萝卜叶
皱叶生菜
油菜花叶
球生菜
茼蒿
小松菜
茄子
四季豆
白萝卜叶
菠菜
油麦菜
西芹
京水菜
樱桃萝卜
欧芹
西蓝花
小白菜
洋葱
花椰菜
韭菜
番茄
生姜
青椒
胡萝卜
卷心菜
南瓜

抑制作用

弱 → 强

* 通过对比冷水萃取和煮沸5分钟后热水萃取出的成分，分析了对脂质自由基的抗氧化能力。

* 数值越大，活性越强。绝大多数蔬菜煮沸后的抗氧化能力都会上升。

132

在煮蔬菜时，多种成分会相互作用，保持各自的稳定，因此抗氧化能力与营养价值流失很少。反而吸收效率得到提升，整体的营养价值也随之提高了。

变身汤料的蔬菜中还保留有抗氧化物质与膳食纤维，喝汤时也要记得吃菜哦。

加热后蔬菜变软，体积变小，养成吃菜喝汤的饮食习惯能轻松提高蔬菜摄入量。

蔬菜汤有助于预防癌症，
提高治疗期间及治疗后的生活质量

喝了蔬菜汤的小鼠长出的肿瘤最小

都说"坚持就是力量"，这句话也适用于以癌症为代表的多种慢性疾病的预防。坚持喝蔬菜汤，增强抗氧化能力和免疫力，能打造更健康的身体。虽说喝蔬菜汤无法100%预防癌症，但日常喝蔬菜汤，即便罹患癌症也有可能抑制其恶化发展的进程，延长患者的寿命。

以使用千岛箬竹提取液开展的实验为例。

千岛箬竹的汤中含有强抗氧化功效的还原酮[1]等多种糖类物质。研究表明，上述成分具有提高免疫力的功效。

1　还原酮：是膳食纤维之一的葡聚糖类的水解物、凝结物等，具有很强的抗氧化能力。

图1 肿瘤最小的是预防性喝汤的小鼠

研究对比在不同阶段喂食千岛箬竹提取液，
对小鼠肿瘤大小产生的影响。

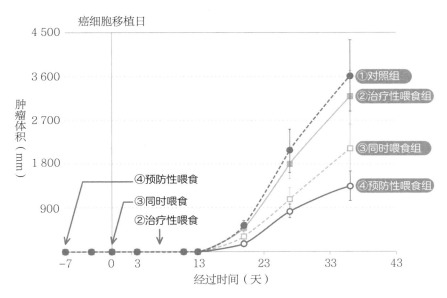

4组移植癌细胞小鼠的抑制癌细胞增殖效果：肿瘤大小的比较
（通过对不喂食千岛箬竹提取液组与3个不同时间开始喂食提取液组开展研究）

①对照组 ·········· 只喂食普通饲料，并移植癌细胞（无干预癌症模型）

②治疗性喂食组 ··· 喂食普通饲料，移植癌细胞7天后，待肿瘤长大，
再改为喂食千岛箬竹提取液（进展癌症模型）

③同时喂食组 ····· 喂食普通饲料，移植癌细胞的同时，
改为喂食千岛箬竹提取液（早期癌症模型）

④预防性喂食组 ···移植癌细胞7天前开始喂食千岛箬竹提取液（预防性摄入模型）

对此，我的团队将移植癌细胞的小鼠分成4组，并比较了各组小鼠的肿瘤大小与存活时间。

① 对照组（模拟无干预组）：只喂食普通饲料（无千岛箬竹提取液），并移植癌细胞。

② 治疗性喂食组（模拟进入进展癌症阶段后开始摄入组）：喂食普通饲料，移植癌细胞7天后，待肿瘤长大，再改为喂食加入千岛箬竹提取液的饲料（下文略称为千岛箬竹）。

③ 同时喂食组（模拟发现早期癌症开始摄入组）：喂食普通饲料，移植癌细胞的同时，改为喂食千岛箬竹。

④ 预防性喂食组（模拟预防性日常摄入组）：移植癌细胞7天前开始喂食千岛箬竹。

实验结果显示，相比只喂食普通饲料的小鼠（①对照组），喂食了千岛箬竹的3个实验组的肿瘤长速均得到了不同程度的抑制（参考上页图1）。

其中，移植前就开始预防性摄入千岛箬竹的预防性喂食组肿瘤最小。其次是移植日起同时开始喂食的同时喂食组，以及在移植癌细胞7天后喂食千岛箬竹的治疗性喂食组。

☕ 癌症得到抑制，罹患癌症仍有可能延长寿命

对比这些罹患癌症小鼠的存活时间可以发现，未喂食千岛箬竹的对照组小鼠在55天内全部死亡。而预防性喂食组的小鼠

136

图2 罹患癌症后，喝了汤的小鼠更长寿

研究对比在不同阶段喂食千岛箬竹，
对小鼠存活率的影响。

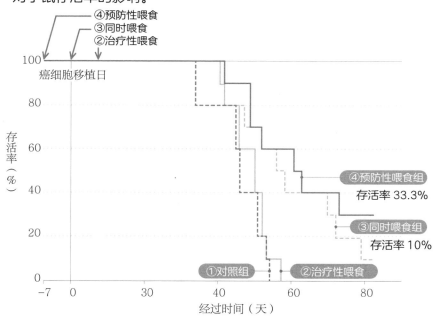

4组移植癌细胞小鼠的免疫活性机能改变：存活率的比较
（通过对不喂食千岛箬竹提取液组与3个不同时间开始喂食提取液组开展研究）

①对照组 ········ 只喂食普通饲料，并移植癌细胞（无干预癌症模型）

②治疗性喂食组 ··· 喂食普通饲料，移植癌细胞7天后，待肿瘤长大，
再改为喂食千岛箬竹提取液（进展癌症模型）

③同时喂食组 ········ 喂食普通饲料，移植癌细胞的同时，
改为喂食千岛箬竹提取液（早期癌症模型）

④预防性喂食组 ··· 移植癌细胞7天前开始喂食千岛箬竹提取液（预防性摄入模型）

与肿瘤尚小的同时喂食组的小鼠在80天时，分别还有33.3%与10%存活（参考上一页图2）。

图2反映的实验结果还表明，喂食千岛箬竹对治疗性喂食组小鼠肿瘤的增长也有一定的抑制，在120天后仍有10%存活。这一存活率的提高具有统计学意义。小鼠的寿命约为两年，小鼠寿命的120天相当于人类寿命的5年。

千岛箬竹的功效源自汤中丰富的抗氧化物质与膳食纤维（葡聚糖类）。而千岛箬竹完全可以用蔬菜汤替代，蔬菜汤是抗氧化物质与膳食纤维的宝库。

总之，上述实验结果表明，日常喝蔬菜汤加强抗氧化能力与免疫力，能预防癌症的发生及抑制其发展。即便罹患癌症，喝蔬菜汤也能抑制癌细胞的增殖，延长寿命。

作为癌症治疗期间及日后的护理餐

蔬菜汤还十分适合用于癌症治疗期间及日后提高生活质量的护理餐。对主诉化疗副作用引发"什么都吃不下"的患者做进一步的了解后，我发现，很多患者反映流食勉强还能入口。蔬菜汤的适口性好，能轻松摄入营养，强壮身体。

很多患者还有"味觉发生变化，吃什么都没有味道"的烦恼。在蔬菜汤中放入香辛料等调料或加一些高汤，可以调成自己喜欢的口味来解决这一问题。还有一些患者反馈，在炎热的夏季把汤放凉后再喝，口感更好，更容易入口。

另外，通过喝蔬菜汤摄入丰富的膳食纤维，可以增加肠道菌群中的益生菌，有助于提高免疫力。有的读者来信反馈称，"在化疗期间开始喝蔬菜汤，食欲恢复了，白细胞不再下降，治疗过程十分顺利。"

最适合用于食管及胃肠术后的营养补充

食管癌术后患者，主要通过静脉注射的方式补充营养。之后再从白开水开始，慢慢尝试喝茶、喝稀粥和普通的粥等。术后很长一段时间里，因后遗症的影响患者只能吃流食。

胃癌切除术后的患者，一开始也无法吃固体食物，与食管癌术后患者的情况相同。此外，如果术后还要接受化疗，患者很容易陷入无法吃到想吃的食物与丧失食欲的困境。

这时，喝蔬菜汤就是很好的解决方案。在蔬菜汤中加入能提供热量又有营养的鸡汤就更好了。用鸡架熬出高汤，加入蔬菜汤中，能非常好地解决病患的吃饭问题。蔬菜建议选用洋葱、南瓜、胡萝卜、小松菜、菠菜等有益肠胃的食材。

食用油实验证明了抗氧化物质与预防癌症之间的关系

富含抗氧化物质的熟菜籽油有助于预防癌症

炒菜或拌菜中常用到油的朋友，应注意对食用油的选择。其中，食用油的色泽会对健康产生影响。

特别是深绿色或金色的特级初榨橄榄油，在制造的过程中未经任何精炼工序，只经过压榨与过滤，原料橄榄果中的植化素类胡萝卜素、多酚等构成了橄榄油的色泽。它们都是抗氧化物质。

熟菜籽油是将油菜籽炒制后压榨而成的食用油。刚榨好的油看起来接近黑色，经过一定程度的精炼后，最终呈现金黄色。其中含有抗氧化能力极佳的菜籽多酚。这种油的抗氧化能力是经高度精炼的熟菜籽油的300倍。

未经精炼的食用油富含抗氧化物质，有着很强的抗氧化能力，有助于抑制活性氧之中有害物质脂质过氧化物的生成。

最近的研究结果表明，在薯片等油炸食品中，会生成一种危害健康的成分丙烯醛。有论文指出，菜籽多酚可以消除其致

图1　熟菜籽油中的抗氧化成分（菜籽多酚）对胃癌与大肠癌发生的抑制

（在抗氧化物质的作用下，胃癌与大肠癌的发病率分别降低了 64% 与 40%）

	处理	菜籽多酚	癌症发病率（%）	抑制率（%）
①胃癌	幽门螺杆菌 + 致癌物质	含 0.1%	15.0（36[*]）	64
	幽门螺杆菌 + 致癌物质	无	41.7（100[*]）	0
②大肠癌	致癌物质	含 0.1%	60	40
	致癌物质	无	100	0

①的模型动物是感染了幽门螺杆菌的长爪沙鼠。饲料中含有 0.1% 的菜籽多酚，饮水中含有 10 ppm 的致癌物质（MNU）。
（*）内为将无菜籽多酚的发病率记为 100% 算出的癌症发病率。

②的模型动物为 ICR 雌性小鼠。饲料中含有 0.1% 的菜籽多酚。这是喂食致癌物质（氧化偶氮甲烷 + 硫酸葡聚糖）致大肠癌模型的数据。

图2　食用油制造工艺的差异形成抗氧化能力的不同

（抗脂质过氧自由基活性：抗氧化能力的强度）

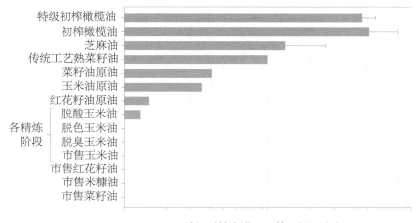

LOO・捕捉活性奎诺二甲基丙烯酸酯当量（mg/g）

本实验研究对实验中生成的致癌物质脂质过氧自由基（LOO・）的抑制效果。
（采用卢米诺化学发光法，对捕捉 50% 脂质过氧自由基的 t-BuOO 所需油脂量进行测算，比较并展示了奎诺二甲基丙烯酸酯（维生素 E 类似物）的效果。）

癌性。

　　我的团队使用小鼠开展研究，证实菜籽多酚具有抑制幽门螺杆菌引发胃癌与化学致癌物引发大肠癌的作用，还能抑制癌症的发展（参考上页图1）。

🥄 预防癌症的关键在于提高抗氧化能力与免疫力

　　这个实验表明，丰富的抗氧化物质有助于预防和抑制癌症，在预防癌症方面，强化抗氧化能力至关重要。

　　色拉油等无色透明的食用油在生产过程中经过吸附、过滤、洁净等高度精炼，抗氧化物质被清除殆尽。这样的食用油加热后容易氧化，形成致癌物质（启动因子）。摄入氧化的油脂，会在体内生成脂质过氧化物，增加胃灼热、胃胀以及癌症的发病风险。建议选择带有颜色的食用油。如上页图2所示，大多数高度精炼的食用油都不具备清除脂质过氧自由基的能力。

喝蔬菜汤改善亚健康，找回健康

身体氧化是亚健康的触发机制

我向大家推荐蔬菜汤，是因为经常喝蔬菜汤能有效改善亚健康状态。

"亚健康"指的是尚未发病但并不健康的状态。

亚健康有两种情况。其一是没有自觉症状，但检查能发现异常，如果放任不管，有朝一日会变成真正的疾病。

另一种是出现全身无力、易疲劳、肩颈僵硬和容易感冒等自觉症状，可体检却查不出任何异常情况。前去就医却被告知什么病都没有，然而如果不做任何处理，很可能会在日后发病。

亚健康的背后是身体的氧化与免疫力低下。前文也提到，随着年龄的增长，身体本身所具备的抗氧化能力日益衰弱，无法彻底清除在身体内大肆破坏的过量活性氧。

过量增加的活性氧会造成血管、眼部、皮肤和内脏细胞的氧化与损伤。血管受损后血流不畅，氧气等营养无法输送，导致细胞失去活力。细胞被氧化后，性质与功能都会发生变化，可能无法正常发挥作用，或加速老化。活性氧还会造成支撑免疫系统的白细胞氧化，使其防御力低下，以致身体内各处发生炎症。

容易疲劳、倦怠、感冒等身体问题，都是活性氧在伤害细胞的信号。像这样逐步滑入疾病泥沼的状态就是亚健康状态。

喝蔬菜汤找回健康

身体有轻微的不适，检查数值稍稍偏高。如果在审视自己的身体情况时发现了类似的情况，说明你的身上也存在亚健康问题。在亚健康阶段注意关爱身体，就能防患于未然。

喝蔬菜汤能扭转身体陷入疾病泥沼的趋势，有助于强身健体。摄入蔬菜汤所含的各种有效成分，能保护细胞免遭氧化，提高免疫力，恢复身体的自愈力。同时，蔬菜汤中还含有诸多构成人体组织所不可或缺的成分。

接下来介绍蔬菜汤的各种保健功效。

· 推迟色斑、皱纹的出现，延缓衰老

随着年龄的增长，脸上的色斑与皱纹变得越来越令人在意。

加速皮肤老化的元凶是紫外线。经过阳光中紫外线的照射，皮肤表面产生大量活性氧，生成有毒物质脂质过氧化物，伤害皮肤细胞。其结果是皮肤组织受损，造成色斑与松弛。皮肤细胞被氧化后，会产生棕色的黑色素，这就是色斑的成因。

番茄中的番茄红素，菠菜中的叶黄素能清除紫外线产生的活性氧，有着预防晒伤、推迟色斑与皱纹出现的功效。常喝用这些蔬菜煮成的蔬菜汤，可以收获抗衰老的效果。

· 延缓眼睛老化

喝蔬菜汤有助于预防白内障、老年性黄斑变性等眼疾。

活性氧持续损伤眼球的晶状体，可以造成晶状体受损引发白内障。晶状体浑浊，外界光线的穿透性变差，导致视物模糊，出现眩光，视力下降。

在视网膜上，视物的中心区域被称为黄斑部。活性氧会造成黄斑部的脂肪氧化，引发视野中心区域扭曲。前文提到的叶黄素具有强抗氧化作用，能保护眼部组织免受活性氧的伤害。在蔬菜汤中多放一些富含叶黄素的菠菜和小松菜吧。番茄红素也有类似的功效，多加一些番茄也是不错的选择。

· 预防骨质疏松症

骨质疏松症是骨骼的主要成分钙质流失造成骨骼变脆的疾病。蔬菜中富含形成骨骼所必需的成分，如维生素C在保持骨骼弹性的胶原蛋白的合成过程中必不可少。

小松菜与茼蒿富含钙质与维生素K。钙能强健骨骼，维生素K则能促进钙质的吸收。

茼蒿、西蓝花中富含叶酸，这种成分也与强化骨骼有关。此外，更为重要的是维生素D，菌菇中富含维生素D。

肝脏会将它们转化为活性维生素D，参与骨骼的生成与肾上腺皮质激素的分泌。

· 改善肠道环境，预防疾病

肠道环境的好坏会直接影响健康。决定肠道环境的是肠道菌群（益生菌、有害菌、机会致病菌）的平衡。益生菌与有害菌互相抢占优势地位，机会致病菌会倾向顺从处于优势的一方。

保持肠道环境良好的重点在于保持益生菌的优势地位。益生菌有助于提高肠道消化吸收的能力，抑制病毒等毒素的侵入，增强身体的抵抗力。

蔬菜中含有丰富的可溶性膳食纤维与不可溶性膳食纤维，不仅能促进益生菌增殖，还可以作为益生菌的食物。此外，洋葱、牛蒡和大豆所富含的寡糖也有助于增加益生菌。

当益生菌占据优势，抑制了有害菌的作用时，有害菌释放出的毒素能更顺畅地被排出体外，有助于预防癌症。长期的慢性便秘也是亚健康的表现之一。请多喝蔬菜汤，调理肠道状态吧。

膳食纤维的作用是多种多样的。可溶性膳食纤维可以减缓人体对糖类的吸收，防止餐后血糖值快速上升，还能抑制胆固醇的吸收，有助于预防糖尿病与高脂血症。

如前文所述，膳食纤维有助于增加肠道内的益生菌，激活与免疫息息相关的白细胞，具有提高免疫力的作用。

· 保护血液和血管，预防生活方式病

生活方式病与活性氧密切相关。动脉硬化症就是一种生活方式病。血液中的胆固醇受到氧化后形成脂质过氧化物，损伤血管壁。血管变硬变脆，引发动脉硬化。动脉硬化后，血管内腔变窄，血流不畅，从而造成血压上升。血液凝结形成血栓，导致脑梗死与心肌梗死。

芹菜、洋葱、西洋菜、红葡萄酒和蓝莓中富含的多酚有助于预防因氧化损伤导致的疾病。

小松菜、菠菜与白萝卜中所含的硝酸硫与亚硝酸硫会被肠道菌群转化为一氧化氮（NO），与体内的亚油酸、亚麻酸等结合，形成硝化脂质，发挥类似硝化甘油的作用，转化为一氧化氮。

一氧化氮不仅具有抗氧化作用，还能扩张血管，促进血液循环，防止血栓形成。

通过喝汤摄入这些有效成分，保护血液和血管，能降低罹患各种生活方式病的风险。

· 抑制万病之源慢性炎症

炎症分短时发作的"急性炎症"与轻度却久拖不愈的"慢性炎症"。急性炎症大多由于病毒、细菌感染和烫伤等。

慢性炎症则是由致炎因子持续存在并损伤组织所导致的。当身体的抗氧化能力减弱，活性氧过剩时，也会引发慢性炎症。

近年的研究结果表明，当身体持续出现炎症反应时，可能引发癌症、过敏性皮炎、哮喘、类风湿性关节炎、认知障碍症等多种疾病。慢性炎症有时没有特别的自觉症状，可能发生在每一个人身上。因此，日常坚持喝蔬菜汤强化抗氧化能力，有助于防止慢性炎症的发生。

改善亚健康的方法——
喝蔬菜汤与适量运动

🥄 每天清晨的运动与喝蔬菜汤必不可少

蔬菜汤是我的活力源泉。此外，我还有另一个活力之源，那就是坚持超过30年的晨间运动。

在早餐前温和地活动身体，一天都能保持良好的状态。运动的内容与顺序也是固定的。

① 划船运动10分钟；

② 拉伸运动10分钟；

③ 散步30分钟；

④ 骑自行车上班（单程）15分钟。

划船运动在划船机上进行。划船是我学生时代就习以为常的运动。写书写论文很容易造成肩颈僵硬，多亏了每天做划船运动，肩颈不适才没有愈演愈烈。

划船运动后，做拉伸运动，进行全身拉伸，然后外出散步。我家附近有个湖。我沿着湖边的步道散步，呼吸着清晨新鲜的空气，精神也为之一振。做完这一系列的运动，肚子早就饿扁了。早餐吃起来格外美味，最先入口的蔬菜汤的滋味简直妙不可言。

蔬菜汤结合运动，是我向大家推荐的改善亚健康的方法。

运动是预防和改善亚健康的"良药"

散步等主要以有氧代谢提供运动中所需能量的运动方式被称为有氧运动。有氧运动能强健让血液在全身循环的心脏和负责吸入氧气的肺脏（提高心肺功能）。

心肺功能得到提高后，血液循环通畅，氧气等营养能被输送到身体各处，代谢废物的排出也变得更顺畅。内脏得到充分活动，免疫力提高，不易患病。大量研究结果证明，少量出汗的温和运动能增加体内的抗氧化物质，强化身体的抗氧化能力。

不过，我不推荐会让呼吸急促的剧烈运动。剧烈运动会产生活性氧，造成相反的效果。

运动是预防、改善亚健康的"良药"。我长期从事抗癌药物的研发，得出了"在预防癌症方面，蔬菜汤与运动的效果最佳"这一结论。

我至今没有患过重疾，能够每天健康地生活，是因为坚持喝蔬菜汤与快乐运动。

蔬菜的叶子、皮和茎都可以煮汤，需严选蔬菜

时令的露地栽培蔬菜含有更多的抗氧化物质

蔬菜汤只需要切菜水煮，是非常简单的菜肴。蔬菜基本得到完整利用，且每天都要吃，应当精挑细选优质食材。

在选购蔬菜时，相较于大棚种植的蔬菜，我更推荐露地栽培的蔬菜。我团队的研究结果表明，相较于大棚种植的蔬菜，在露天阳光下培植的蔬菜抗氧化物质含量更高。

胡萝卜、白萝卜等带叶的根茎菜不仅要使用根部，叶子也推荐入菜。菜叶中的抗氧化物质含量更丰富。胡萝卜、南瓜中越接近表皮抗氧化物质就越多，请带皮一起吃。另外，卷心菜、白菜等菜叶层层叠叠的结球蔬菜，菜叶越靠外层，抗氧化能力就越强。

毫无疑问，蔬菜应该尽可能使用无农药或少农药的有机蔬菜。有些讲究种植方法的蔬菜可以通过在线订购、送货上门的方式买到，不妨尝试这类服务。

在日本，农药残留标准要比法国等欧美国家宽松得多，因

此推荐选购有机蔬菜或无农药蔬菜。

但从实际情况看，选择这类蔬菜会面临购买不便与价格偏高等问题。我家在买蔬菜时，也会跑专卖店、特定的某个车站或附近的超市等多家店铺。

如果担心蔬菜上残留的农药，请用温水清洗后再煮汤。

趁菜新鲜时烹饪

蔬菜的有效成分会随着时间的流逝而减少。研究者指出，蔬菜中的维生素C在5℃环境冷藏存放1周后只剩下原来的一半，在室温条件下2天就会损失70%。

为了减少有效成分的流失，趁着蔬菜新鲜，及时烹饪十分重要。

第 5 章

蔬菜汤的惊人实力——打造不畏病毒感染的体质

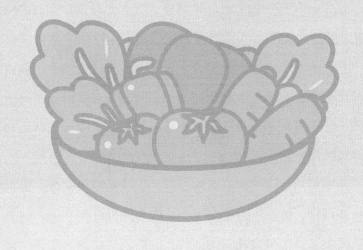

喝蔬菜汤能激活白细胞中
能提高免疫力的成分

为什么感染了病毒却不会出现症状

新型冠状病毒（COVID-19）给全世界带来了巨大的冲击。如今，病毒的威力已逐渐削弱，但人们在日常生活中仍会暗暗祈求，"愿自己不要感染新冠病毒，保持身体健康。"

我原本的研究方向是病毒学、细菌学与微生物学。调查病毒与细菌的感染原理也是研究的一部分。我通过研究获得了一些成果，想要向公众传达一个观点：喝蔬菜汤是一种行之有效的感染预防方法。

新型冠状病毒的感染者中，有的人虽然感染病毒，但不发热也不咳嗽，甚至不会全身无力，没有出现任何症状。而有的人只出现了类似轻度感冒的症状，随后很快痊愈。统计结果表明，这样的患者占比很高（约80%~90%）。

关于左右症状是否显现的原因，目前有诸多假说。其中有一种认为，症状显现与否和接触的病毒剂量（侵入人体的病毒量），以及个体的免疫力强弱有关。不同毒株的毒性各异，但各毒株感染人体时的共同特点是，接触剂量越高发病率与重症化的风险就越高。

反过来说，如果接触的病毒剂量较小，免疫系统能正常发挥作用，那么即便感染也只会表现为无症状或轻症。减少接触的病毒剂量是预防感染的第一步。

感染者的咳嗽、喷嚏和交谈中飞散的唾沫（飞沫）中含有大量病毒，眼鼻接触到这些飞沫，病毒就会侵入人体。

因此，推行戴口罩、勤洗手和多含漱，远离所谓的"三密"，即人员密集场所、通风不佳的密闭空间、近距离交谈的密切接触，可以直接降低接触的病毒剂量。除了勤洗手，其实含漱也应彻底贯彻。新型冠状病毒感染是通过鼻子、咽喉、气管侵入肺部的呼吸器官感染性疾病。通过含漱清洁病毒的侵入要塞——口腔与咽喉至关重要。（参考第166页专栏）

免疫机制三段式发动，对抗病毒，保护身体

病毒是非常强大的对手，我们即便做好了戴口罩、勤洗手等防护措施，仍有可能遭到病毒的入侵。这时，"免疫"系统

开始发挥作用，保护身体。

免疫系统是一种对外界侵入人体的病毒、细菌或体内生成的癌细胞等发动攻击加以清除，从而保护身体的系统。在预防感染时，采用三段式的机制保护身体。

第一条防线是人体原本就具备的"自然免疫"。

其次是在敌人入侵后，用抗体将其识别为敌人（抗原）并发动攻击，保护身体。这一机制也被称为"获得性免疫"。获得性免疫分为两种，分别是后文会详细展开介绍的依靠B淋巴细胞进行的体液免疫和依靠T淋巴细胞进行的细胞免疫。

接下来是更进一步的详细介绍。当人体"自然免疫"时，敌人入侵，巨噬细胞、中性粒细胞、NK细胞等白细胞会立刻对外敌发起攻击，进行处理。

巨噬细胞、中性粒细胞会释放出活性氧攻击病毒，并发出信号——细胞因子（参考第161页），告知出现外敌入侵的情况。NK细胞会分泌颗粒酶与穿孔素等物质，在细胞膜上穿孔，将其破坏。巨噬细胞会吞噬病毒将其分解，并释放活性氧进行杀菌。

我认为无症状感染者或轻症患者很有可能是自身的自然免疫发挥作用清除了病毒，从而顺利结束了与新型冠状病毒的战斗。

对自然免疫无法处理的敌人，"获得性免疫"会开始行动。使用白细胞之一的B淋巴细胞生成抗体攻击敌人（体液免疫），或是让T淋巴细胞破坏遭到感染的细胞，将之清除（细胞免疫）。获得性免疫启动的同时，还会使用一种名为补体的蛋白质进行强力杀菌。

实验证实膳食纤维能激活白细胞

为了帮助人们远离病毒，提高免疫力，我推荐大家尝试实践喝蔬菜汤。

喝蔬菜汤有助于强化自然免疫与获得性免疫。我的团队通过小鼠实验证明，β–葡聚糖等多糖类具有直接激活白细胞的功效。

实验中，我们从小鼠的血液中分离出巨噬细胞、中性粒细胞、NK细胞、T淋巴细胞等白细胞，直接在分离出的白细胞中加入可溶性膳食纤维溶液（香菇的热水提取物）。结果显示，白细胞被激活，活力增强，杀死了病原体。如巨噬细胞被激活后，会不断吞噬侵入的外敌。由此我们认为，可溶性膳食纤维具有抵御病毒感染的效果。

人体中有许多免疫细胞分布在肠道附近，与益生菌携手，共同加固身体防线。近年的研究结果表明，肠道中的益生菌增多后，免疫细胞被激活，免疫力也会有所提高。膳食纤维中含有可溶性膳食纤维与不可溶性膳食纤维，二者均具有促进肠道中益生菌增殖的作用。

因此，膳食纤维在一定程度上有提高免疫力的效果。

请常喝蔬菜与菌菇煮成的蔬菜汤，充分摄入膳食纤维吧。免疫力提高后，即便感染新冠病毒也可止步于轻症，并更快地恢复健康。

喝蔬菜汤还有提高抗氧化能力等
免疫力、防止重症化的效果

宿主并非死于病毒，直接死因是活性氧

读到这里，想必仍有读者会担心地想，"虽然明白了提高免疫力的益处，可有人感染新冠病毒后发展为重症，还是令人不安。"

确实，新型冠状病毒的感染者中，也有不少不久之前还十分健康，突然病情急转直下，最终不幸去世的病例。

研究结果表明，除了高龄人士，患有糖尿病、肝硬化、肥胖等特定疾病的感染者，即便年轻也容易出现重症。在一般的感染病例中也能观察到这一趋势。比如，食用被弧菌污染的海鲜引发食物中毒[1]就是如此。

1　因食用遭弧菌污染的海鲜（寿司、生鱼片等）引发的食物中毒，主要发生在夏季。

高龄人士出现重症化的原因很可能是细菌与病毒的双重感染。对于免疫力低下的高龄人士来说，感染病毒很容易引发葡萄球菌、链球菌、肺炎球菌、肺炎杆菌和绿脓杆菌等细菌的合并感染。增殖的细菌进入血液，可引发败血症。于是，在发热之余，形成血栓的风险也大大提高，诱发心肌梗死、脑梗死、呼吸衰弱，形成致命重疾。而这些细菌感染都会生成活性氧。

听到因新型冠状病毒感染症恶化导致死亡的报道，大家会理所当然地认为"病毒侵入攻击人体，致人死亡，太可怕了"。

不过，病毒虽然是病情恶化的触发机制，却未必是直接死因。其实，真正的死因是过量增加的活性氧。

前文提到，免疫系统中最先发动的自然免疫如果能顺利清除病毒，感染者就能平稳地自愈。然而，当体内的病毒过多，白细胞与病毒的战斗会陷入僵持。

白细胞为了驱除大量病毒，会生成大量的活性氧，以此提高对抗病毒的攻击力。可是同时，过量的活性氧也会伤害自体组织，引发炎症。

在病毒大量暴发的部位，自然免疫中肩负重任的巨噬细胞会率先赶到，向周围的白细胞发出信号，告知"这里有敌人正在引发炎症，快来击退它们，保护身体"。起到这种信号作用的，是一种名为"细胞因子（白细胞介素）"的蛋白质。

白细胞收到信息后，会不断聚集到炎症部位，向病毒展开

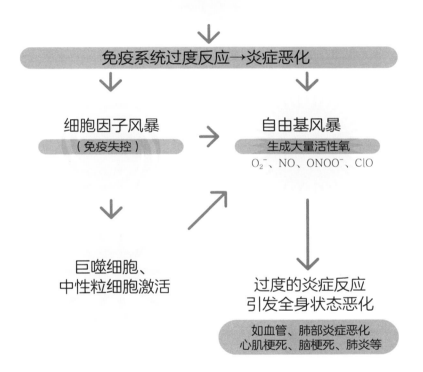

病毒感染引发的细胞因子风暴
（免疫失控）概要

感染病毒

↓

免疫系统过度反应→炎症恶化

↓   ↓

细胞因子风暴 → 自由基风暴
（免疫失控）   生成大量活性氧
                 O_2^-、NO、$ONOO^-$、ClO

↓   ↗

巨噬细胞、   过度的炎症反应
中性粒细胞激活   引发全身状态恶化

                 如血管、肺部炎症恶化
                 心肌梗死、脑梗死、肺炎等

感染病毒时引发防御系免疫过度反应造成细胞因子风暴与自由基风暴的相互
作用（interplay）

*以上内容在原前田研究室博士生 Dr. Jun Wu（City of Hope）,CaLif, USA
整理的基础上修改

161

攻击。当病毒在肺部时，白细胞会向肺部释放出大量活性氧。

结果肺部的炎症加剧，又引发更多的细胞因子，激活白细胞。当免疫系统开始出现这样的过度反应，就算病毒被消灭，活性氧也会不断被释放，造成肺部炎症的恶化。

这时，也会生成一些一氧化氮（NO），与活性氧（O_2^-）反应，形成毒性更为猛烈的过氧亚硝基阴离子（$ONOO^-$），不断伤害人体组织。这一活性氧引发的人体组织受损，会激活一种名为黄原酸（略称为XO）的酶。而这种酶又会生成大量的活性氧。

免疫系统中存在不同分工。有的负责为攻击敌人踩油门，而有的则负责在攻击该收尾时踩刹车（抑制性T淋巴细胞）。然而，当细胞因子过度生成时，油门与刹车的平衡机制被打破，免疫失控，无法停止。

像这样多种细胞因子大量释放造成免疫失控的状态被称为"细胞因子风暴"。

发生细胞因子风暴时，活性氧与一氧化氮会出现爆发式生成。发热、头疼、全身无力、脱水等症状加剧，全身状态恶化。

肺炎恶化后引发呼吸衰弱，危及生命。血管发生炎症则会让血液容易凝固，形成血栓，引发血压上升、心肌梗死或脑梗死。病情进一步恶化后，会出现多个脏器衰竭，最终死亡（参考第161页）。

细胞因子风暴生成大量活性氧与一氧化氮，会造成巨大的伤害，甚至危及生命。以上是新冠病毒感染重症化的原理，病毒并非直接死因。

在感染的小鼠身上首次证明了"活性氧说"

30多年前，我用感染了流感的小鼠做实验，在全世界范围内首次证明了病毒感染致死的原因是活性氧。

我研究因流感恶化而死亡的小鼠后发现，小鼠体内完全不存在病毒，而肺部却生成了大量的活性氧（过氧化物）。其生成量高达非感染时的200~600倍。另外，研究结果还表明，此时小鼠体内的一氧化氮（NO）也出现了爆发式的生成。

因为小鼠体内呈爆发式增长的活性氧与剧毒物质过氧亚硝基阴离子（$ONOO^-$）的生成，肺部出现严重的炎症，最终导致小鼠的死亡。

我为了证明小鼠的死因是活性氧，对小鼠喂食了能清除活性氧的物质。结果，感染流感病毒的小鼠存活率达到95%。

"病毒感染后杀死宿主的不是病毒，而是活性氧。"我将这一研究事实发表在学术期刊《科学》（*Science*）与《美国科学院院报》（*PNAS*）等刊物上，在当时的科学界引发热议。

☕ 喝蔬菜汤调节免疫平衡

虽然流感病毒与新型冠状病毒的潜伏期不同，但两者有许多相似之处。我认为病毒感染与重症化的过程也是相同的。

即便感染新型冠状病毒，喝蔬菜汤也有助于防止重症化，蔬菜汤中有大量能清除活性氧的植化素、维生素和谷胱甘肽等成分。通过蔬菜汤中的有效成分对体内活性氧的生成加以控制，就有可能在病毒侵入后抑制炎症。

对外敌的攻击激化，活性氧大量增加，最终会毁灭我们的身体。对此，抑制性T淋巴细胞会发出"适可而止，请停止进攻"的信号，平息攻击模式。

调节免疫系统中油门与刹车的平衡，有助于消灭癌细胞、病毒、细菌等，预防疾病。

常喝蔬菜汤的读者反馈称，过敏、难治性疾病等自体免疫疾病的症状得到了改善。过敏与自体免疫性疾病是由免疫系统过度反应而攻击自体组织造成的。

对此，我的假说是，喝蔬菜汤调节了肠道环境，免疫的油门与刹车平衡改善，带来了疾病症状的改善。

喝蔬菜汤能强化抗氧化能力等免疫力，从而打造不畏疾病的身体。不仅是蔬菜汤，放入大量蔬菜的足料味噌汤与砂锅菜也值得推荐。用锅中剩余的汤汁煮成菜泡饭，就能毫不浪费地摄入全部营养了。

流感病毒与新型冠状病毒双重威胁的冬季自然不用说，请在一年四季的任何时候多吃蔬菜汤、砂锅菜、味噌汤，摄入足量蔬菜，健康地度过"后疫情时代"。

含漱与洗手同样重要，我也在实践盐水含漱

有效预防感染的措施——"含漱"的三大功效

在预防新型冠状病毒感染的措施中，许多专家反复强调"洗手"与"戴口罩"的重要性。

然而"含漱"的重要性却很少被提及。含漱是与洗手一样重要的预防感染的措施。在此，我大声疾呼，请大家积极实践含漱。

新型冠状病毒感染是通过鼻子、咽喉、肺部等呼吸器官引发的病毒感染性疾病。即病毒经口鼻、咽喉向着人体的上呼吸道（气管黏膜）和肺部移动。在最初的关卡通过含漱冲去附着在口鼻、咽喉上的病毒，可以预防感染。

含漱除了能预防病毒，还有助于清除后文会详细介绍的螨虫的蛋白酶（参考第169页专栏）。蛋白酶是引发病毒感染的重要因素。螨虫的粪便干燥后，粪便中所含的蛋白酶会悬浮在空气中，通过口鼻侵入身体。减少螨虫的蛋白酶，也能降低感染的风险。

除此之外，含漱还有防止咽喉干燥的效果。

呼吸道的黏膜上有纤毛，能排除从外部侵入的异物。黏液捕捉到病毒、细菌后，纤毛会连续摆动（波浪运动），将异物排出。

但空气干燥，黏液的黏性增强，阻碍波浪运动，抑制清扫功能。导致病毒等不容易被排出体外，最终造成感染。

为了确保纤毛的运动，阻挡病毒并将其排出，请多多含漱，保持呼吸道黏膜的湿润。

🥄 每天用盐水含漱5~6次，若去过人员密集场所还可以"漱鼻"

即便佩戴口罩，回家后也要充分含漱。我推荐用"盐水含漱"。相比清水，含少量盐分的水更容易溶解蛋白质，能更好地清除附着在口腔与咽喉上的病毒。

盐水的做法是在1杯清水中加入1小撮盐。请注意，盐分太浓可能会损伤咽喉，请不要加太多盐。盐水的浓度以接近"清汤"的咸度为宜。

含漱时，只需抬起头，让盐水流入喉咙深处，漱3~4次即可。

我不仅会在外出后，一直在研究室或家中时，每天也会含漱5~6次。

平时我只漱口、漱喉。去过人员密集场所后，我还会在漱口、漱喉后，从嘴里喝一口盐水进行"漱鼻"。

鼻腔与喉咙相通，只需低头，水就会从鼻子流出。用清水漱鼻会有疼痛感，但用盐水不会疼，鼻子也能干净清爽。

专栏 **通风与加湿能阻止病毒增殖**

🥄 推荐选用配置HEPA高效过滤器的空气净化器

新型冠状病毒的传播途径中，最值得提高警惕的是空气传播。含有病毒的飞沫在水分蒸发后变成更小的粒子（气溶胶），悬浮在空中。吸入气溶胶后，病毒进入人体造成感染。

要防止空气传播，定期打开房间的窗户通风换气十分重要。同时，使用高性能的空气净化器让室内空气保持在接近无菌的状态也很关键。

空气净化器有很多种类，我更推荐配置HEPA高效过滤器的空气净化器。HEPA高效过滤器是能过滤空气中细微灰尘与病毒的高性能过滤器。在需要保持无菌状态的医院手术室，以及我团队的实验室中也都使用HEPA高效过滤器对空气进行循环净化。

关于HEPA高效过滤器，英国航空的机长曾这样对我说："过去很长一段时间里，东京与伦敦之间的航班中，只要有一名流感患者，就会引发集体感染。"这是因为机舱内高度密闭。

抵达伦敦希思罗机场后，常需要好几辆救护车等在停机坪，接走发热的旅客。之后，各航空公司在机舱内增设了HEPA高效过滤器净化空气，这才解决了集体感染的问题。

螨虫的粪便加剧病毒感染

最近，配置HEPA高效过滤器的家用空气净化器大量面世，大家不妨了解一下相关产品。

也许有人会质疑："家里有必要搞得这么干净吗？"其实，我推荐高性能空气净化器，除了清除病毒，还有其他原因。

空气中悬浮的螨虫粪便中含有蛋白酶，这种物质具有引发病毒感染的作用。清除蛋白酶也能预防感染。

蛋白酶是一种酶，能够分解人、动物、病毒、细菌中的蛋白质。当身体中发生炎症，某一类蛋白酶会被激活，引发疼痛。

此外，蛋白酶还会引发构成血管壁的细胞间间隙增大，血管内外物质更容易相互渗透的现象。其结果是，血液成分容易从血管中漏出，使血压下降，造成疾病的恶化。

虽然我们的身体具备抑制蛋白酶的功能，但无法抑制来自细菌或螨虫的蛋白酶，导致感染与过敏症状加剧。

我带领的团队的研究结果表明，螨虫粪便中的蛋白酶与流感的恶化有关。

人类的居住空间中一定存在螨虫。在室内收集螨虫的蛋白酶，以一千万分之一克的超微量滴在小鼠的鼻下，再使其感染流感病毒。结果，与没有滴蛋白酶的小鼠相比，滴过蛋白酶的小鼠肺部病毒增加100倍，死亡率达到100%。

螨虫的蛋白酶与细菌的蛋白酶一样，都是能强力促进感染恶化的物质。室内空气干燥，螨虫的粪便也会干燥，从而飘散悬浮在空气中。吸入这些物质，会诱发病毒的增殖。

HEPA高效过滤器可以吸附病毒、细菌、螨虫和较大的飞沫，具有净化空气的作用。为防止室内空气干燥，设置一个带加湿功能的空气净化器，能更好地预防感染。勤加打扫，清除螨虫的残骸与粪便，也是行之有效的感染预防措施。

蔬菜汤Q&A

Q 可以用高压锅煮蔬菜汤吗?

A 使用高压锅能缩短烹饪时间,一般煮10~15分钟没有问题。
但长时间焖煮,如超过30分钟,蔬菜中的有效成分会逐渐
减少(每种化合物的情况不同,无法一概而论)。许多化合
物会在高温下分解,但需要一定时间。用高压锅煮通常耗
时较短,无须在意植化素的分解。

Q 放几种蔬菜比较好呢?

A 不同蔬菜所含的植化素、维生素等有效成分的种类与数量
各不相同。请尽量多用几种蔬菜。多种蔬菜一起煮汤,有
效成分的复合功效也会增强。我家少的时候放7~8种,多
的时候会放10种以上的蔬菜。绿叶蔬菜与洋葱几乎每次都
放,番茄、南瓜、胡萝卜也是常备菜。

Q 浮沫需要撇去吗？还是一起吃更好？

A 浮沫中也含有植化素，无须特意撇去。只是浮沫会让人感到气味较冲，影响风味。这时不妨撇去浮沫，不用勉强吃浮沫。

Q 是不是煮的时间越长，蔬菜汤的效果越好？

A 一般煮20~40分钟，最多1小时。不需要煮更久。使用的蔬菜比较硬时，用油炒一下再煮可以缩短煮的时间，而且这样做出的蔬菜汤风味也更温润、醇厚。

Q 丈夫在做透析治疗，能喝蔬菜汤吗？有什么不建议使用的蔬菜吗？

A 一般来说，肾脏疾病需要低钾饮食。将蔬菜切成小块用清水浸泡一晚，钾会析出到水中，含量大大减少。建议用这样处理过的蔬菜煮汤。医生也会就病人病情对饮食有所限制，尝试之前请务必咨询医生。

Q 长期保存会让蔬菜汤的风味流失，应该如何避免？

A 蔬菜汤中的有效成分随着时间流失，风味自然会发生变化。只存放2~3天，可以冷藏。如果保存时间超过3天，则需要冷冻。需要注意的是，氧化随时间的推移不断深化。冷冻也无法避免氧化。如果需要冷冻并长时间保存，加1~2挖耳勺量的维生素C就能很好地避免氧化。风味也不会改变。

Q 蔬菜汤中加入肉类、牛奶等会影响效果吗？

A 在蔬菜汤中加入肉类、牛奶等，会让营养更均衡。对于容易营养不良的病人或高龄人士，推荐在蔬菜汤中加一些牛奶或鸡汤等含有蛋白质的汤水。如此一来，蔬菜汤变身"食疗汤"，帮助虚弱的身体恢复元气。鸡架、鱼骨等食材中，富含对皮肤和血管有着保健作用的胶原蛋白，也可以放进去一起煮。

Q 蔬菜汤可以放盐吗？

A 蔬菜与水果中富含能平衡钠的钾，稍稍放一些盐并无大碍。喝起来更美味并长期坚持才更重要。相比精制盐，建议使用富含镁、钙等矿物质的天然盐，如岩盐等。另外，用鲜味酱油、味噌、咖喱粉、高汤块、西式高汤等调味，让蔬菜汤每天都有不同的变化也很不错。不过，坚持喝蔬菜汤后，会逐渐习惯天然的淡味。很多人不需要调味，享受蔬菜的天然美味。

Q 可以使用市售的高汤吗？

A 习惯重口味的成年人和在长身体的儿童，只吃蔬菜难免感到有些不满足。只要能吃得满意，完全可以使用市售的高汤。最重要的是，坚持喝蔬菜汤，享受喝蔬菜汤。因此，可以使用市售的高汤或高汤颗粒。不过，选购时请选择不含防腐剂、保存剂等添加剂的产品。另外，对于因病或高龄而身体衰弱的人，为了补充营养与热量，推荐在蔬菜汤中加一些浓鸡汤。市面上也能买到浓缩鸡汤。

结语

为了回应无数读者充满善意的热情

撰写本书的动机，正如前言中所介绍的，"蔬菜汤"系列图书出版后，许多读者朋友来信表达感谢。看过大家的来信，我了解到，书中介绍的内容确实为许多人提供了帮助。

我从事抗癌药物的研发已经50多年了。过去的抗癌药物不仅会杀死癌细胞，也会伤害正常细胞，因此会造成白细胞减少，引发呕吐、食欲不振、脱发、手脚麻痹、体毛脱落等副作用。

我渴望解决抗癌药物副作用的问题，因此不断开展研究，终于开发出几乎没有副作用又具有切实疗效的抗癌药。现在正在进一步完善开发出的药物，争取尽早面世。然而，因为各种各样的限制，研发进展十分缓慢。

可话说回来，最佳的抗癌方法其实就是不得癌症。在研发抗癌药的过程中，我深深感到"预防重于治疗"。

癌症的发病与活性氧有着密切的关系。于是我开始思索，哪些食物可以抑制活性氧。

这时，我开始关注植物性食品——蔬菜。我推测，相比人类，植物长时间暴露在紫外线下却不会出现癌症，是因为它们会生成抗氧化物质。

因为这些思考，在距今20多年前，我从蔬菜店买回各种蔬菜，开始做实验。

首先用研钵将蔬菜磨碎，取其澄清液，测定其中的抗氧化物质，即植化素。同时，使用相同蔬菜，煮5分钟后取蔬菜煮汁（汤）进行测定。令人惊讶的是，相比生蔬菜，实验证明煮汁（汤）中的植化素含量更高。

摄入怎样的饮食，才能更有效地抑制活性氧？

我的团队通过实验事实与科学依据得出了"蔬菜汤是预防癌症的有效选择"的研究结果。这一发现成为我力主癌症预防的强大动力。这方面的内容在另一本《对抗活性氧与蔬菜的力量》中有详细的讲解。

☕ Eureka[1]！（太好了！我找到了）

我原本是微生物学的教授，主要研究病毒、细菌引发感染的原理。

德国的细菌学家罗伯特·科赫指出，"感染病的病原体，一定存在于感染病灶。"

我为了确认这一观点，使用小鼠感染流感病毒，展开了跟踪调查（参考第163页）。

在感染发展中期，确如科赫所指出的，小鼠体内检出了病毒的增殖，然而病症恶化开始加剧后，小鼠体内的病毒反而减少了。当小鼠死亡时，体内已完全检测不出任何病毒了。

那么，究竟是什么杀死了小鼠呢？当思考"凶手"是谁时，我推测也许罪魁祸首是活性氧。可活性氧的寿命极短，测定难度很大。通常，毒物是可以作为物质进行称重的，然而活性氧无法称重。

我在实验中下了很大的功夫，终于成功捕获了活性氧。同时还发现，给小鼠喂食可以消除活性氧的物质后，小鼠的肺炎

1　Eureka，希腊语的感叹词。英语的发音为[juˈriːkə]。这是古代希腊的科学家阿基米德的名言。相传，阿基米德在洗澡时，发现浴盆中的水位上升，想到上升那部分水的体积等于进入水中身体的体积。因这一发现而兴奋不已的阿基米德跳出浴缸一边高呼"Eureka"一边在大街上狂奔。在欧美，当人们有所发现时，常说"Eureka"。

治愈了。

我一边进行验证，一边开展专业研究，最终向全世界首次证明了，是小鼠体内大量生成的活性氧造成炎症，使得病情重症化，最终导致小鼠的死亡。真凶就是活性氧。

完成一系列的实验证明后，我惊讶地发现自己竟超越了科赫的认识。同时，我也体验到"Eureka!（太好了！我找到了！）"的心境。30年前，我的研究论文《没有病毒的病毒疾病》在欧美医学界、科学界引发轰动，受到了电视、杂志等的广泛报道。

现在，在全球肆虐的新型冠状病毒感染的重症化，也与活性氧密切相关。因此，能抑制活性氧的蔬菜汤同样有助于防止新型冠状病毒感染的重症化。

读者朋友们送给我太多的珍宝

虽然不知道未来是否会有新的病毒肆虐，不过，每天喝上1碗蔬菜汤，不仅能补充营养，还能呵护肠胃，调节身体状态，提高抗氧化能力等免疫力，有助于维持健康。

近年来，大量研究者指出了大脑与肠道的关系。很多研究者认为，改善肠道环境有助于保持大脑与精神的稳定。蔬菜汤能收获的保健效果不可估量。

对我而言，每天早晨喝的蔬菜浓汤是一天中非常重要的活力源泉。

我时常想，"科学家应该将研究成果回馈社会，为日常生活带来帮助。"怀着让更多的人更健康的心愿，我向世人推广蔬菜汤。

出版了几本书后，许多读者向我反馈，病症得到改善，身体康复，心态改观。我收到了大家"如珍宝一般的反馈"，作为研究人员，我感到无比欣喜。

在本书的最后，我要由衷地感谢发来反馈的各位读者。我希望能通过这本书，将大家的声音传达给更多的新读者，回馈社会，为更多的人带来健康。

感谢在编辑上给予我诸多帮助的岩崎裕朗先生、齐藤季子女士，以及我的秘书西顺子女士。

希望大家都能拥有健康的身体！

参考文献

· 『活性酸素と野菜の力』前田浩 著 金澤文子 執筆協力 幸書房
  《活性氧和蔬菜的力量》前田浩 著 金泽文子 执笔合作 日本幸书房出版
· 『本当は危ない国産食品』奥野修司 著 新潮選書 2020年
  《其实很危险的日本产食品》奥野修司 著 新潮新书 2020年
· 『最強の野菜スープ』前田浩 著 マキノ出版 2017年
  《超强抗癌蔬菜汤》前田浩 著 牧野出版 2017年
· 『最強の野菜スープ 活用レシピ』前田浩・古澤靖子著 マキノ出版
  2018年
  《惊人的蔬菜汤》前田浩，古泽靖子 著 牧野出版 2018年
· 『ウイルスにもがんにも野菜スープの力』前田浩 著 幻冬舎 2020年
  《对抗活性氧与蔬菜的力量》前田浩 著 幻冬社 2020年

· Seki T and Maeda H. Anticancer Res. 30. III–118 (2010)

· X. Cao etc, Int. J. Cancer, 122, 1445–1454 (2008)

· J. Fang etc, Carclnogenesls. 34, No.12,2833–2841 (2013)

· A. Kanazawa, H. Maeda etc: Eur. J. Llpid Sclence Tech, 104, 439–447 (2002)

· Maeda H et al, Jpn. J. Cancer Res. 83(9), 923–928 (1992)

· J. Funct. Foods 75 (2020) 104257: On Line 2020.10. 28

快读・慢活®

从出生到少女，到女人，再到成为妈妈，养育下一代，女性在每一个重要时期都需要知识、勇气与独立思考的能力。

"快读・慢活®"致力于陪伴女性终身成长，帮助新一代中国女性成长为更好的自己。从生活到职场，从美容护肤、运动健康到育儿、家庭教育、婚姻等各个维度，为中国女性提供全方位的知识支持，让生活更有趣，让育儿更轻松，让家庭生活更美好。